감기부터 암까지 모든 질병을 이기는
면역력의 힘

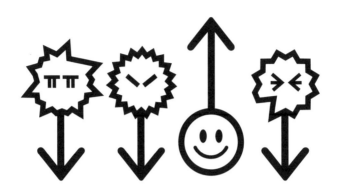

감기부터 암까지
모든 질병을 이기는
면역력의 힘

전나무숲 편저

전나무숲

질병으로부터의 자유,
가장 강력한 대책은 면역력이다

2019년 말 중국에서 시작된 신종코로나바이러스 감염증(이하 '코로나19')이 전 세계적으로 대유행하면서 면역력이 다시 주목받고 있다. 설사 코로나19가 완전히 퇴치된다고 해도 안심할 수 없는 것이 지금의 상황이다. 왜냐하면 코로나19보다 더 막강한 제2, 제3의 신종 바이러스 감염증이 유행할 가능성이 높다고 전 세계 전문가들이 예측하고 있기 때문이다.

인류가 지금과 같은 팬데믹(세계적으로 감염병이 대유행하는 상태)을 겪은 건 이번이 처음이 아니었다. 인류는 그동안 페스트(흑사병), 나병, 결핵, 매독, 천연두, 콜레라, 장티푸스 등으로 엄청난 피해를 입어왔다. 특히 로마제국에 퍼졌던 천연두는 500만 명의 목숨을 앗아갔고, 페스트로 인해 전 유럽 인구의 3분의 1이 사망했다.[1] 어찌 보면 지금은 발전된 의학 기술 덕분에 이전의 팬데믹에 비하면 그나마 피해가 덜하다고 할 수 있다.

그런데 부정할 수 없는 사실이 있다. 그동안 다양한 감염증이 유행했지만 그 상황에서도 살아남은 사람들이 있다는 것이다. 그런 사람들의 공통점은 '강한 면역력'이었다. 페스트에 감염되었지만 스스로 나은 사람들은 또 다른 페스트 환자들을 돌볼 수 있었으며, 지금의 코로나19 역시 면역력이 강한 사람은 증상이 없거나 후유증 없이 스치듯 증상을 겪고 지나간다. 그런 점에서 본다면 면역력은 감염증도 이겨내는 충분한 능력을 가졌다고 할 수 있다.

이 외에도 면역력은, 이미 잘 알려졌듯이, 매일 생기는 암세포는 물론 거의 대부분의 질병과 맞서 싸우며 우리 몸을 건강한 상태로 유지시켜준다. 정신과 관련된 질병도 마찬가지다. 최신 의학 연구에 따르면 면역력은 우울증을 예방하며, 치매를 늦추는 역할도 한다. 이러한 면역력 덕분에 우리 몸은 오늘도 건강한 상태를 유지하며 행복한 일상을 누리는 것이다.

그러나 이렇게 강한 면역력도 건강을 해치는 생활습관, 스트레스, 과로가 쌓여 한계치를 초과하면 여지없이 무너진다. 그러다 최악의 상태가 되면 어느 순간 몸은 더 이상 견딜 수 없다는 신호를 보내고, 의사로부터 "암입니다"라는 무서운 진단을 받게 된다.

면역력을 악화시키는 또 다른 요인은 '약'이다. 우리는 어려서부터 부모님에게 "몸이 아프면 참지 말고 병원에 가거나 약을 먹어라"는 말을 듣고 자랐다. 우리 부모님들이 그렇게 말해준 것은, 그 시절에는 지금처럼 의학 지식이 대중화되지 않아서 약의 일시적인 증상 억제 작용을 '치료가 된다'고 받아들였기 때문이다. 그러나 엄밀하게 따지면 이런 말은 오히려 건강에 도움이 되지 않는다. 몸이 아프기 전에 면역력을 돌보는 것이 우선이고, 질병에 걸리더라도 특별한 외상이 아니면 더 건강한 생활을 통해 면역력을 강화해 몸이 스스로 치유할 수 있게 해야 한다.

우리가 병원과 약에 의존하게 된 배경에는 병원과 의사들의 태도도 한몫했다. 환자가 많아야 수익이 생기는 구조에서 "면역력만 잘 관리하면 특별한 경우를 제외하고는 의사와 약이 필요없다"라고 말하는 건 병원의 수익을 포기하겠다는 말이나 다름없기 때문에 의사들은 당장 환자들이 호소하는 증상을 억제할 약을 처방하는 선택을 한 것이다. 그러니 우리 몸은 우리 스스로 지켜야 한다. 가장 확실하고 강력한 방법인 면역력을 관리함으로써 말이다.

이 책은 우리 몸에서 면역 시스템의 작동으로 면역력이 발현되는 원리, 면역력이 붕괴되는 이유, 암과 면역력의 관계를 상세하게 밝

힌다. 또 면역력이 떨어졌을 때 생기는 다양한 질병에 대해서도 설명한다. 자신과 가족의 면역력을 손쉽게 확인하는 방법과 일상에서 간단한 실천으로 면역력을 유지하는 방법도 함께 제시한다.

면역력에 대해 전혀 몰랐던 사람이라면 이 한 권의 책으로 건강에 도움이 되는 면역 지식을 충분히 얻을 수 있을 것이며, 면역력에 대해 어느 정도 알고 있는 사람이라면 면역력의 소중함을 한 번 더 느끼게 될 것이다.

이 책은 전나무숲출판사의 '몸속 최고의 의사 면역 이야기' 시리즈의 첫 책으로 기획되었다. 제1권《면역력의 힘》을 통해 면역력의 근본 원리를 이해했다면, 제2권《면역력을 높이는 생활습관》, 제3권《면역력을 높이는 식생활》을 통해 생활 속에서 면역력을 높이는 습관을 익힐 수 있다. 이 시리즈는 일본에서 '면역 신드롬'을 일으킨 권위 있는 면역학자 아보 도오루(安保 徹)의 면역학 이론에 근거하고 있다. 특히 그의 어려운 면역학 이론을 흥미로운 일러스트를 통해 쉽고 재미있게 설명, 한눈에 이해할 수 있도록 구성했다. 다만 1~3권은 서로 중복되는 내용을 최대한 피했으나 불가피하게 중복되는 내용이 다소 있음을 미리 알린다. '몸속 최고의 의사 면역 이야기' 시리즈와 더불어 건강하고 행복한 일상을 누리기를 기대한다.

_ 전나무숲

차 례

프롤로그 _ 질병으로부터의 자유, 가장 강력한 대책은 면역력이다 ······ 4

PART 1
면역력의 원리와 면역 시스템

면역력을 만드는 우리 몸의 시스템 ······ 14
   병원균의 침입과 활성화를 막는 면역 시스템 ······ 15
   우리 몸의 파수꾼, 백혈구 ······ 16
   두 가지 면역 시스템 ······ 18

   ● ● 몸속 면역 시스템 ······ 22
   ● ● 과립구가 하는 일 ······ 24
   ● ● 대식세포와 림프구가 하는 일 ······ 26

면역력의 비밀, 미토콘드리아 ······ 28
   미토콘드리아의 탄생 ······ 28
   세포 속 에너지 발전소 ······ 29
   미토콘드리아가 무섭게 돌변하는 순간 ······ 32
   건강한 미토콘드리아의 조건 ······ 33

   ● ● 세포 속 에너지 발전소, 미토콘드리아 ······ 36

선천면역과 후천면역의 역할 ······ 38
   1차 방어선, 선천면역반응 ······ 39
   2차 방어선, 후천면역반응 ······ 41

   ● ● 선천면역반응과 후천면역반응 ······ 44

면역력에서 장 건강이 중요한 이유 …… 46

　　면역력은 곧 장내 세균의 균형 …… 47
　　장 건강 지수(GQ)로 장 상태 체크하기 …… 49
　　장 건강은 행복한 인생을 위한 필수품 …… 50
　　●● 장 건강과 면역력의 관계 …… 52

PART 2
면역 시스템이 붕괴되는 이유

자율신경계의 부조화와 면역력의 붕괴 …… 56

　　교감신경과 부교감신경의 조화 …… 57
　　교감신경 또는 부교감신경이 우세할 때 생기는 질병들 …… 58
　　교감신경과 부교감신경의 조화가 깨지는 이유 …… 59
　　●● 교감신경과 부교감신경이 하는 일 …… 64
　　●● 나는 교감신경이 우세할까? 부교감신경이 우세할까? …… 66

면역세포의 엇나간 공격, 자가면역질환 …… 68

　　자가면역질환의 원인들 …… 69
　　고통을 수반하는 자가면역질환들 …… 70
　　약물 치료와 습관 개선으로 증상 호전 …… 71
　　면역력 관리가 최선의 예방법 …… 72
　　●● 내 몸을 내가 공격하는 자가면역질환 …… 74

알레르기 질환은 면역력 약화 현상 ······ 76

자율신경계의 부조화로 발생 ······ 76
반복적인 약물 남용으로 발생 ······ 77
꾸준한 운동과 습관 개선이 필수 ······ 78

우울증·치매도 면역력 문제 ······ 80

체내 염증이 만드는 우울증 ······ 81
두뇌 면역세포의 변화로 치매 유발 ······ 83

● ● 심리 상태와 자율신경계의 관계 ······ 84

면역력을 높이는 성격, 면역력을 낮추는 성격 ······ 86

언제 어디서든 성실한 성격 ······ 87
어떤 상황이든 협조적인 성격 ······ 87
화가 많은 성격 ······ 88
무기력한 성격 ······ 88
혼자 있기를 좋아하는 성격 ······ 89
움직이는 걸 싫어하는 성격 ······ 89
순간적으로 화를 내지만 잘 푸는 성격 ······ 90

● ● 성격이 면역력에 미치는 영향 ······ 91

면역력을 체크하는 8가지 기준 ······ 92

체온의 평균치를 유지하는가? ······ 93
호흡이 편안한가? ······ 93
요즘 기분은 어떤가? ······ 94
안색은 어떤가? 혀에 설태가 끼었는가? ······ 95
식욕은 괜찮은가? ······ 96
충분히 잘 자는가? ······ 97
배변은 잘하는가? ······ 98
자세는 바른가? ······ 99

● ● 내 몸의 면역력 체크하기 ······ 101

PART 3
면역력을 높이면 암도 두렵지 않다

암환자가 늘어나는 진짜 이유 ······ 104

● ● 암환자가 늘어나는 진짜 이유 ······ 106

3대 암 치료법의 최악의 결과 ······ 108

암세포를 죽이려다 정상 세포까지 죽이는 3대 암 치료법 ······ 109

무시하지 못할 3대 암 치료법의 부작용 ······ 111

'항암'이라는 긍정적인 이미지 ······ 112

● ● 3대 암 치료법은 얻는 것보다 잃는 것이 더 많다 ······ 114

암 수술 결정 전 고려해야 할 것들 ······ 118

80세가 넘었다면 차라리 면역력 강화에 신경 쓰기 ······ 119

암 수술의 성공률을 높이는 수술 전 운동 ······120

수술 후 재활 운동도 필수 ······ 121

● ● 만약 암 진단을 받는다면 ······ 122

암과 멀어지는 7가지 면역력 강화법 ······ 124

과로하지 않기 ······ 125

걱정과 불안은 빨리 떨쳐내기 ······ 125

마음 편해지는 취미활동 즐기기 ······ 127

균형 잡힌 영양 섭취하기 ······ 128

잠을 충분히 자기 ······ 128

몸을 많이 움직여 운동하기 ······ 129

신뢰하는 사람들과 교제하기 ······ 129

● ● 7가지 면역력 강화법 ······ 131

참고 문헌(본문 인용 도서) ······ 132

PART 1

면역력의 원리와
면역 시스템

면역력을 발현시키는 면역 시스템은 들여다볼수록 정교하고 체계적이다. 외부 병원균의 크기에 맞춰 대응하고, 1차 방어가 이루어지지 않으면 2차 방어까지 할 수 있도록 설계되어 있다. 또 병원균을 죽이는 다양한 방법이 있어서 구멍을 내서 죽이거나 함께 자폭하기도 한다. 이런 면역 시스템은 지구상에 세포가 생겨난 수억 년 전부터 서서히 진화해 인간에 이르러 매우 고도화된 형태와 기능을 완성했다고 볼 수 있다. 면역력에 관해 알면 알수록 '소중한 면역력을 지키기 위해 평소에 부단히 노력해야겠다'는 마음이 자연스럽게 들 것이다.

면역력을 만드는
우리 몸의 시스템

　면역력에 대해 조금 안다는 사람들은 '우리 몸을 지켜주는 방어막' 정도로 면역력을 설명한다. 맞는 말이다. 그러나 면역력이 어떻게 생겨나고, 우리 몸에서 구체적으로 어떤 작용을 하는지는 잘 모르는 경우가 많다. 물론 면역력에 대해 자세히 몰라도 여전히 우리 몸에서는 면역 시스템이 작동하니 문제될 건 없지만, 면역력에 대해 자세하게 알면 면역력을 강화하거나 지키는 방법을 자연스레 터득할 수 있다. 면역력은 노화와 함께 자연스럽게 약해지기 때문에 면역력을 잘 관리해야만 나이가 들어서도 건강을 유지할 수 있다.

병원균의 침입과 활성화를 막는 면역 시스템

　우리는 질병에 걸리는 이유를 외부의 병원균이 우리 몸에 침입해서라고 생각한다. 그리고 암은 인체 내부에서 암세포가 생겨서 걸린다고 생각한다. 완전히 틀린 생각은 아니지만 맞다고도 할 수 없는 것이, 병원균이 몸에 침입하는 것이 질병의 원인이라면 아마 세상의 거의 대부분의 사람들이 질병에 걸릴 것이기 때문이다. 또한 우리 몸에서는 하루에도 수백에서 수천 개의 암세포가 생기는데 이런 암세포에 때문에 우리가 암에 걸린다면 역시 대부분의 사람들이 암환자가 되어 있을 것이다.

　우리가 기생물, 세균, 바이러스 등 수많은 병원균의 공격에도 건강할 수 있는 것은 작거나 큰 병원균을 막아내고 또 이겨내는 시스템이 우리 몸속에 존재하기 때문이다. 그 시스템의 이름은 바로 '면역'이다.

　면역 시스템은 외부의 병원균이 우리 몸속으로 침입하지 못하게 하고, 몸속으로 병원균이 침입했더라도 재빨리 싸워 이겨 퇴치하도록 작동한다. 몸에 상처가 나면 이를 복구하는 것도 면역 시스템이다. 암세포가 생겼다면 면역 시스템은 재빨리 암세포로 달려가 제압하고 사멸시켜버린다. 그러나 이런 면역 시스템에 문제가 생겨서 면역력이 약해지면 외부의 병원균과 싸워 이기지도 못하고 암세포를 제압하지도 못해 질병을 안고 살 수밖에 없다. 결국 우리가 질병이나 암에 걸리는 결정적인 이유는 바로 면역 시스템이 고장 나서 면역력이 약화되는 바람에 다양한 병원균이 우리 몸속에서 활성화하기 때문이다.

우리 몸의 파수꾼, 백혈구

면역력은 '백혈구'에서 시작된다. 면역을 담당하는 세포를 '면역세포'라고 하는데, 이는 백혈구를 말한다 해도 과언이 아니다.

백혈구에 대해 좀 더 자세히 살펴보면, 백혈구는 혈구의 한 종류로 병원균으로부터 신체를 보호하는 면역계의 세포다. 모든 백혈구는 골수세포에서 유래하며, 혈액과 림프계를 포함해 온몸에서 발견된다. 백혈구의 종류는 혈구에 함유된 과립의 유무에 따라 과립구와 무과립구로 구분하며, 어디에서 유래했느냐에 따라 골수계세포와 림프계 세포로 분류된다. 과립구에는 호중구, 호산구, 호염기구가 있고, 무과립구에는 림프구, 단핵구가 있다. 이들은 물리적 · 기능적 특성으로 구별되는데, 단핵구와 호중구는 식균성이다.

림프구는 다시 B세포(골수에서 만들어지는 세포), T세포(골수에서 만들어진 림프구가 가슴샘을 통과하면서 변형된 세포), NK세포(자연살해세포) 등으로 분류된다.[2]

이 중에서 림프구는 면역계를 구성하는 중심 세포다. 이들은 다른 종류의 백혈구가 외부 물질을 포식한 후 제시하는 항원을 인지해 사이토카인과 항체를 분비함으로써 적응면역에서 중추적 역할을 담당한다. 이러한 림프구는 체내 백혈구의 20~40%를 차지하고, 림프 내에 존재하는 세포의 99%를 구성한다.[3]

림프구가 만들어지는 장소는 '림프절'이다. 림프절은 포유류가 태어날 때부터 가지고 있는 면역기관으로, 림프계를 구성하면서 림프관 중간 중간에 위치해 인체 내 여러 이물질을 처리하는 역할을 한다. 림프절은 목 림프절, 겨드랑 림프절, 장 림프절, 샅고랑(허벅지 안쪽 위에 비스듬히 난 홈) 림프절, 엉덩이 부위에 있는 온엉덩 림프절 등 우리 몸 여기저기에 존재한다.

즉 백혈구는 '혈액 속에서 면역을 담당하는 몇 가지 세포 집단을 총체적으로 부르는 용어'라고 할 수 있다. 혈액 속 백혈구의 양은 우리가 상상하는 것 이상으로 많다. 혈액 1mm^3 안에 무려 4,000~8,000개나 있을 정도다.

백혈구의 면역 작용은 이러하다. 외부에서 병원균이 침입하거나 암세포가 발견되면 백혈구는 비상사태에 돌입하면서 이 사실을 다른 면역세포들에게 알리고 곧바로 전투에 들어간다. 면역세포들은 매우 중요하면서도 기본적인 능력이 있다. 그것은 바로 '나(Self)와 남(Non-Self)을 구별하는 능력'이다. 면역은 기본적으로 공격을 해서 상대방을 죽이는 능력이기 때문에 나와 남, 혹은 아군과 적군을 구별하는 능력은 필수다. 그리고 이러한 능력을 바탕으로 면역 시스템이 가동된다. 만약 이러한 능력이 상실된 채 면역세포가 기능하면 되레 우리 몸을 공격해 '자가면역질환'을 일으킨다.

두 가지 면역 시스템

면역 시스템을 구성하는 백혈구는 크게 3가지다.

우선, '대식세포'라는 이름을 가진 세포가 있다. 진화 과정에서 가장 먼저 만들어진 세포로, 이름에서도 알 수 있듯 백혈구의 여러 세포들 중에서 크기가 가장 크다. 대식세포는 체내에 떠돌아다니다가 외부에서 병원균이 침입하면 곧바로 그곳으로 향해 병원균을 잡아먹고 분해한다. 또 체내에서 노화가 진행되어 비정상적인 상태가 되어버린 이상세포 역시 같은 방식으로 처리한다. 대식세포의 이런 작용을 '식균 작용'이라고 한다. 대식세포는 점차 '과립구'와 '림프구'로 진화해서 백혈구를 이룬다.

　과립구(호중구, 호산구, 호염기구)는 분해 효소로 가득한 과립(알갱이)의 형태로 되어 있기 때문에 붙여진 이름이다. 과립구는 대식세포에서 진화한 만큼 세균을 처리하는 능력이 매우 발달해 있다. 과립구는 체내에 들어오는 병원균이나 이물질 등 비교적 크기가 큰 것들을 대상으로 자신의 몸을 희생하면서 싸우는 헌신적인 세포다. 성장한 과립구는 혈류를 타고 6~12시간 정도 온몸을 순환하면서 2~3일 정도 임무를 수행하다 자연스럽게 죽는다. 만약 외부에서 이물질이 침입하면 자신의 몸속에 넣은 후 효소로 분해하고 자신도 함께 죽는다.

　무과립구의 하나인 림프구는 일반적으로는 체내에서 휴면 상태로 존재한다. 외부에서 이물질이 침입하면 대식세포가 먼저 그 크기를 확인한 후 크다고 판단되면 과립구에 명령을 내려 싸우게 하지만, 매우 미세한 이물질이라면 림프구에 명령을 내린다. 이때 명령을 내리는 신호 물질이 바로 '사이토카인(Cytokine)'이다. 이 물질이 휴면 상태의 림프구를 깨우면 림프구는 분열을 통해 수천 배 이상 증식해서 이물질을 해가 없는 물질로 바꾼다.

　림프구는 과립구와는 다르게 자신의 몸이 아닌 자신의 몸 표면에 있는 부착분자를 이용해서 이물질을 상대한다. 이때 상대하는 이물질을 '항원'이라고 부른다. 만약 이물질이 무해한 물질로 처리되면 림프구는 원래 상태로 되돌아간다.

림프구의 이 과정에서 독특한 두 가지 작용이 일어난다. 우선 이물질과 싸우는 과정에서 '카타르성 염증'이 생긴다. 이 염증이 생기면 점액이 배출되고 세포의 표피가 붕괴된다. 감기 초기에 코에서 흐르는 맑은 콧물이 카타르성 염증이다. 따라서 카타르성 염증은 우리 몸의 이상신호가 아니라 림프구가 이물질을 상대하면서 생기는 자연스러운 물질이라고 보면 된다. 또 림프구는 기억력이 매우 좋은 세포다. 한번 상대한 항원은 반드시 기억했다가 동일한 항원이 다시 침입하면 더 빠르고 강력하게 그 항원을 처리한다. 우리가 흔히 맞는 예방주사 혹은 백신이 림프구의 항원에 대한 기억력을 활용한 것이다.

면역 시스템은 이처럼 '대식세포-과립구-림프구'로 이루어진 매우 체계적인 협업을 통해 작동한다. 항상 우리의 몸을 감시하다가 침입하는 병원균의 크기에 따라 각자 임무를 수행하면서 건강을 지켜주니 매우 고마운 존재가 아닐 수 없다.

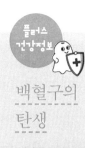

백혈구의 탄생

면역력의 비밀은 '백혈구'에 있고, 그에 포함된 다양한 면역세포에 의해 면역 시스템이 작동된다는 사실을 알았다. 그런데 백혈구는 어떻게 탄생했을까?

인간은 다세포생물의 일종이다. 말 그대로 '여러 개의 세포로 이루어진 생물'이다. 생명체가 만들어진 초기에는 단세포생물이 주류였다가 이후 진화를 겪으면서 오늘에 이른 것이다. 그런데 이 과정에서 각각의 세포들이 '특수화' 과정을 거쳤다. 즉 피부 세포는 피부의 역할에 충실한 세포로 변하고, 장 세포는 장의 역할에 충실한 세포로 특수화·전문화되었다.

그러다 보니 각각의 세포가 가지고 있던 보호 능력이 점점 사라졌다. 세포 스스로 모든 것을 다 하는 멀티 플레이어가 되지는 못한 것이다. 그래서 필요해진 것이 '몸의 방어에만 전념하는 특수 세포'였다. 각자 임무를 충실히 해내는 세포들을 지켜줄 새로운 세포가 필요해지자 진화 과정에서 탄생한 것이 백혈구다. 그렇게 백혈구는 방어 기능이라는 특정한 임무를 부여받으며 탄생했다.

그럼 백혈구는 어디에서 만들어질까? 뼈의 안쪽 조그만 공간에 매우 유연한 조직인 '골수'가 있으며, 골수에 있는 '간엽계 줄기세포'에서 백혈구가 만들어진다.

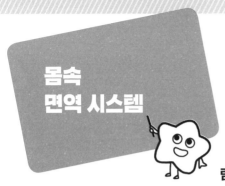

몸속
면역 시스템

림프절은 포유류의 면역기관으로
림프관 중간 중간에 위치하며
몸속 이물질들을 처리한다.

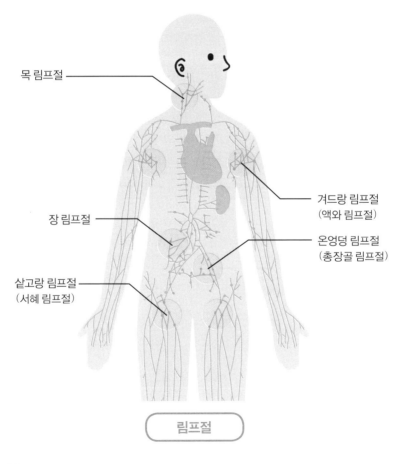

목 림프절

겨드랑 림프절
(액와 림프절)

장 림프절

온엉덩 림프절
(총장골 림프절)

샅고랑 림프절
(서혜 림프절)

림프절

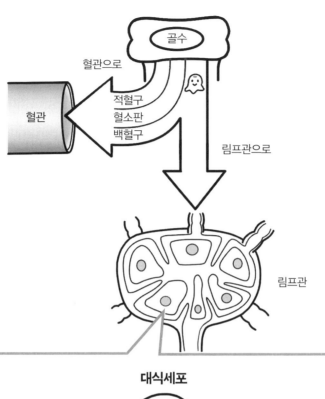

골수

혈관으로

적혈구
혈소판
백혈구

혈관

림프관으로

림프관

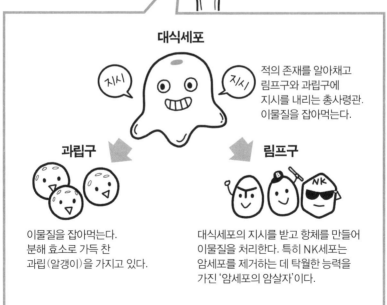

대식세포

지시 지시

적의 존재를 알아채고
림프구와 과립구에
지시를 내리는 총사령관.
이물질을 잡아먹는다.

과립구

이물질을 잡아먹는다.
분해 효소로 가득 찬
과립(알갱이)을 가지고 있다.

림프구

대식세포의 지시를 받고 항체를 만들어
이물질을 처리한다. 특히 NK세포는
암세포를 제거하는 데 탁월한 능력을
가진 '암세포의 암살자'이다.

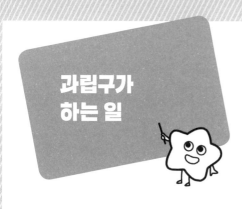

과립구가 하는 일

과립구는 다 자란 뒤
2~3일밖에 못 산다.
병원균을 무찌르고 난 뒤에는
자신도 죽는다.

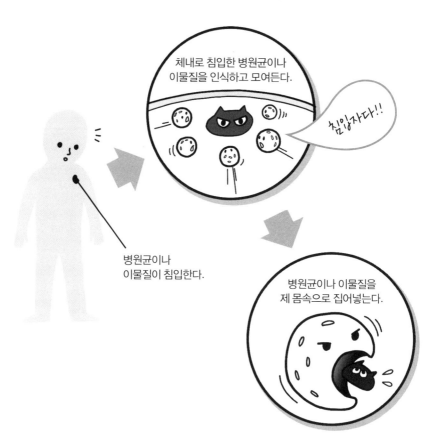

체내로 침입한 병원균이나
이물질을 인식하고 모여든다.

침입자다!!

병원균이나
이물질이 침입한다.

병원균이나 이물질을
제 몸속으로 집어넣는다.

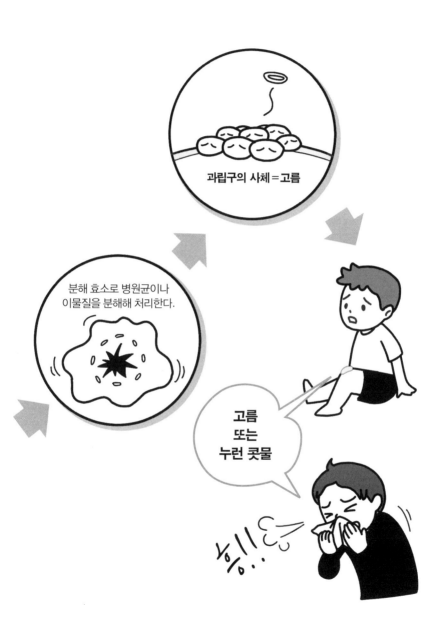

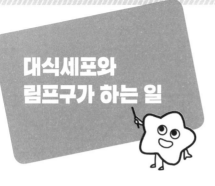

대식세포와 림프구가 하는 일

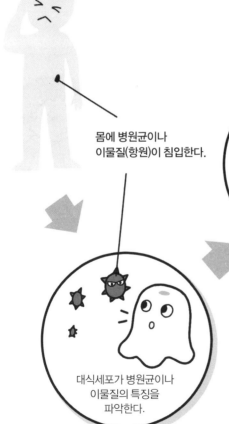

몸에 병원균이나 이물질(항원)이 침입한다.

대식세포가 병원균이나 이물질의 특징을 파악한다.

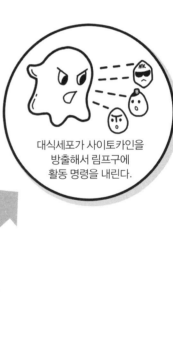

대식세포가 사이토카인을 방출해서 림프구에 활동 명령을 내린다.

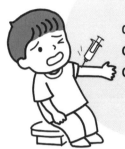

예방주사도
이런 '면역반응'을
이용한 것이다.

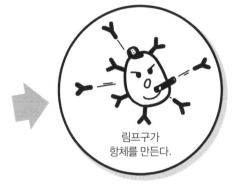

림프구가
항체를 만든다.

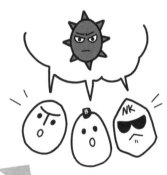

한번 싸웠던 상대는
반드시 기억하기 때문에
똑같은 병원균이나
이물질이 침입하면
재빨리 대응할 수 있다.

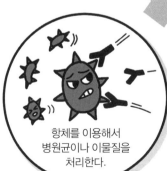

항체를 이용해서
병원균이나 이물질을
처리한다.

면역력의 비밀, 미토콘드리아

면역력이라는 말은 '면역(免疫)'과 '력(力)'이 합쳐진 것이다. 력(力)은 곧 힘을 의미하며, 에너지라고도 할 수 있다. 그러면 이 에너지는 도대체 어디에서 나오는 것일까? 이를 알기 위해서는 세포 내 작은 기관인 '미토콘드리아'를 알아야 한다.

미토콘드리아의 탄생

미토콘드리아가 만들어진 것은 지구에 인류가 출현하기 전인 약 20억 년 전이다. 당시 원시세포는 산소 없이 당(糖)만 있어도 스스로 생존할 수 있었다. 하지만 세포가 당 이외에 산소까지 얻을 수 있다면 더 강한 힘을 발휘할 수 있기에 세포 안에서 당과 산소가 공생하기 시작했다. 바로 이것이 '호기성 세균', 즉 산소가 있는 곳에서 잘 자라는 균이다. 이렇게 당과 산소가 결합되는 과정은 생명의 역사에서 큰 변화였고, 오늘날 인간이라는 생명체가 탄생하고 면역력을 가지게 된 배경이 되었다.

20억 년 전에 인간의 선조세포와 미토콘드리아는 공생을 시작하면서 한 가지 약속을 하게 된다. 미토콘드리아는 세포 안에서 활발히 분열할 수 있지만, 본체가 되는 세포는 분열하지 않기로 한 것이다. 이렇게 해서 만들어진 것이 '분열 억제 유전자'다. 이는 사이좋은 공생을 가능케 한 조건이 되었다.

세포와 미토콘드리아의 공생 역사가 이렇게 오래 되었음에도 불구하고 현대의학은 여전히 미토콘드리아 내부에 어떤 종류의 단백질이 어느 정도 있는지를 모두 파악하지 못했다.

세포 속 에너지 발전소

흔히 '세포 속 발전소'라고 불리는 미토콘드리아는 세포 안에 존재하는 세포 소(小)기관이다. 마치 낱알에 끈을 묶어놓은 듯 군데군

데 줄이 가 있는 형태이며, 매우 단단한 이중 벽에 둘러싸여 있다.

인간이 음식물을 섭취하면 미토콘드리아는 음식물 속에 있는 수소와 자신이 호흡으로 얻은 산소를 반응시켜 에너지를 만들어내고, 이를 통해서 'ATP(Adenosine Tri-Phosphate)'라는 물질을 생성한다. ATP는 에너지를 저장하고 자신의 에너지를 다른 곳으로 전달하는 역할을 하는데, 그 과정을 통해 인간은 미토콘드리아로부터 활동 에너지를 얻게 된다. 미토콘드리아는 인체 내 거의 모든 에너지를 생산해내기 때문에 만약 미토콘드리아의 힘이 약해지면 결국 면역력도 약해질 수밖에 없다.

미토콘드리아의 또 다른 역할은 '세포 자살'을 유도하는 것이다. 세포는 자신에게 이상이 생기면 다른 세포에게 피해가 가지 않게 하려고 신호를 보낸 뒤에 스스로 목숨을 끊는다. 바로 이런 기능이 시작되는 곳이 미토콘드리아다. 예외는 암세포다. 암세포 역시 이상이 생겨 변형된 세포이지만, 교묘하게 미토콘드리아를 속여서 자살을 하지 않고 계속 생존한다.[4]

미토콘드리아는 하나의 세포에 평균적으로 300개 이상이 있으며, DNA와 RNA까지 동시에 가지고 있기 때문에 세포의 유전에도 깊이 관여하고 있다. DNA에는 개인마다 다른 고유의 유전정보가 담겨 있으며, RNA가 이 유전정보들이 잘 발현되도록 도와준다.

미토콘드리아는 대체로 어머니로부터 물려받는다고 알려져 있는데, 실제로 전 세계인의 미토콘드리아를 분석해보았더니 20만 년 전의 한 여성으로부터 유전된 것으로 나타났다. 모든 인류는 '형제'인 셈이다. 의학계에서는 이 여성을 '미토콘드리아 이브'라고 부른다.

미토콘드리아의 힘은 막강하다. 심지어 멈춰버린 심장을 되살려내는 경우도 있다. 2019년 7월 미국 보스턴아동병원에서 엄마 뱃속에 있는 태아의 심장이 멈추는 사건이 발생했다. 이때 수술팀이 즉시 태아의 근육에 있는 미토콘드리아 10억 개를 추출해 태아의 심장에 주입했더니 심장이 다시 뛰었다. 하버드대학교 의대 연구진이 처음 개발한 이 방법으로 지금까지 11명의 태아를 살렸다고 한다.[5]

미토콘드리아는 체내 염증과 인슐린 기능과도 관련이 있다. 2018년 충남대학교 송민호 교수 연구팀은 미토콘드리아의 기능에 이상이 생기면 염증이 생기고 인슐린 기능이 약화된다는 사실을 밝혀냈다. 이러한 사실은 당뇨병의 원인 치료를 '혈당 강하'에만 맞춰왔던 기존의 치료법에 큰 변화를 일으킬 것으로 보인다. 기존의 방법으로 혈당을 강하하더라도 미토콘드리아의 기능 변형과 이상 상태를 방치하면 결과적으로 당뇨병이 낫지 않을 것이기 때문이다.

미토콘드리아가 무섭게 돌변하는 순간

그러나 미토콘드리아는 열악한 환경에서는 면역력을 근본적으로 무너뜨리고 인체를 공격하는 무서운 존재로 돌변한다. 암을 비롯한 각종 질병은 체내 활성산소에서 비롯되는데, 세포에서 생기는 활성산소의 무려 90%가 미토콘드리아에서 발생한다. 물론 평상시에 미토콘드리아는 다량의 활성산소를 잘 관리하면서 적정 수준을 유지하기 때문에 인체에 악영향을 미치지 않지만, 인체의 건강에 이상이 생기면 미토콘드리아는 더 이상 활성산소를 적절하게 제어하지 못한다. 그러면 염증 물질이 폭발적으로 분비되면서 세포 자체가 괴사하고 만다. 이 과정에서 세포막이 터져 그 사이로 흘러나온 염증 물질이 주변으로 퍼지면 각종 난치병, 희귀질환은 물론 다양한 질병이 생긴다. 병원에서 원인을 찾지 못하는 질환들의 경우 미토콘드리아의 이상이 그 원인일 수 있다.

여기에는 최초로 미토콘드리아가 세포와 공생하면서 약속된 분열 억제 현상과 격세유전 현상이 관련되어 있다. 만약 미토콘드리아가 제대로 생존할 수 없는 환경이 조성되면 세포와의 관계가 나빠지고 애초에 했던 공생의 약속이 깨지게 된다. 그러면 분열 억제 유전자가 기능을 멈추고 세포는 맹렬하게 분열하면서 암이 발생하고 만다.

'격세유전' 현상은 한 생물의 계통에서 우연이나 교잡을 통해 선조와 같은 형질이 나타나는 현상이다. 생물의 성질에서 열등한 형질은 한 대(代)나 여러 대를 거쳐서 나타나는데, 이러한 현상이 암이라는 것이다. 그렇다면 암은 비정상 세포에 의해 발생하는 것이 아니라 생존하기 힘든 상황에 처한 미토콘드리아가 만들어내는 격세유전 현상이라는 설명도 가능하다.

건강한 미토콘드리아의 조건

미토콘드리아가 정상적으로 기능하기 위해서는 미토콘드리아가 생존할 수 있는 쾌적한 환경을 유지해주어야 한다. 가장 중요한 조건은 적절한 온도와 충분한 산소다.

인체의 정상 체온인 36.5℃를 유지해서 혈액 순환이 잘되도록 해야 한다. 혈액은 영양 물질을 각 세포에 전달하는 역할을 하지만, 이와 동시에 산소도 전달한다. 따라서 혈액에 산소가 부족해서 순환이 잘되지 않으면 미토콘드리아에 전달되는 산소도 부족해진다. 즉 적절한 체온과 충분한 산소라는 두 가지 조건이 모두 충족

될 때 미토콘드리아는 제 기능을 충분히 한다.

우리는 여기에서 면역력의 강화와 유지를 위한 매우 의미 있는 사실 하나를 깨달을 수 있다. 즉 미토콘드리아가 생존할 수 있는 최적의 조건을 갖춰주면 면역력도 충분히 유지되고 우리 몸의 건강도 지킬 수 있다는 점이다.

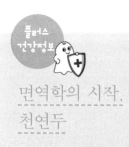

면역학의 시작,
천연두

인류가 면역에 대해 처음으로 인지하게 된 것은 2,000년 전으로 거슬러 올라간다. 기원전 430년경, 그리스 아테네에서 흑사병이 크게 유행했다. 당시의 상황을 기록한 역사학자 투키디데스는 '흑사병 환자를 간호할 수 있는 사람은 흑사병에 감염되었다가 회복된 사람뿐이었다'라고 기술했다.[6] 물론 당시에는 '면역'이라는 단어조차 없었지만, 중요한 것은 인간이 질병으로부터 스스로 회복하는 능력이 있다는 사실을 알게 됐다는 점이다.

다시 2,000년이 지나 15세기에 이르러 전신에 고열이 나고 발진이 생기면서 전염성이 매우 강한 천연두가 유행했다. 당시 중국과 터키 등지에서는 천연두에 감염된 환자의 고름이 딱지 진 것을 떼어 일반인에게 코로 흡입하게 하거나 피부에 이식해 접종하는 방법을 치료법으로 활용했다.

1796년경에 영국의 의학자 에드워드 제너는 이른바 '천연두 백신'을 발견하는 데 큰 공로를 세웠다. 그는 천연두보다 증상이 약한 우두(牛痘)를 앓고 있는 양치기 소녀에게 주목했다. 우두는 소, 양, 고양이 등을 숙주로 전파되는 전염병이며 물집이나 여드름을 유발한다. 제너는 우두에 걸린 소녀에게서 추출한 고름을 한 소년에게 접종했고, 6주 후에 그보다 훨씬 강한 천연두 고름을 주입했다. 그 결과 소년은 천연두에 걸리지 않았다. 제너의 발견은 인류 최초 백신의 발견이라고 할 수 있으며, 이러한 작용은 약한 바이러스를 주입해 인체가 항원(이물질)을 인식하게 하고 다음에 그 항원이 침입했을 때 강력하게 대응하는 면역 시스템을 활용한 것이다.

이후 면역에 관한 연구가 지속되었고 1901년, 2008년의 노벨 의학상 주제는 모두 병원균과 인체의 면역 시스템 간의 관계였다.[7]

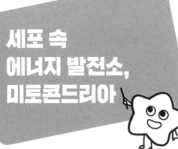

세포 속 에너지 발전소, 미토콘드리아

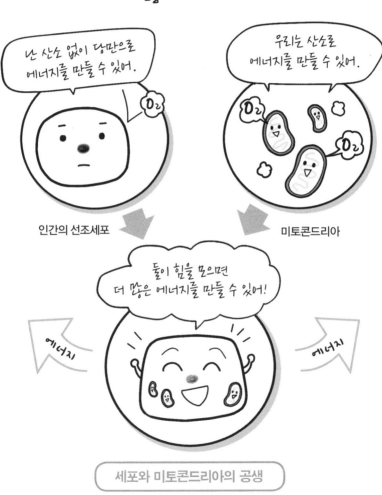

세포와 미토콘드리아의 공생

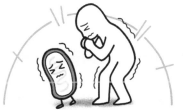

미토콘드리아는
저체온, 저산소 환경에서는 살기 힘듭니다.
미토콘드리아가 살기 좋은 환경은
인간이 살기 좋은 환경입니다.

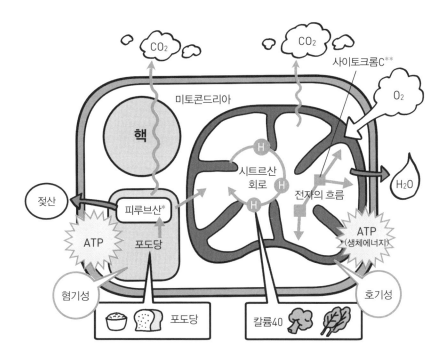

*피루브산
해당 과정에서 포도당은
피루브산으로 분해된다.

**사이토크롬C
동식물의 세포를 통한 호흡에서
중요한 촉매 구실을 하는 색소 단백질

해당(解糖) 과정과 미토콘드리아에 의한 에너지 생산 과정

선천면역과
후천면역의 역할

    면역은 크게 두 가지로 구분된다. 바로 선천면역과 후천면역이다. 면역이 두 가지인 것은 병원균을 막아내는 일종의 '이중 잠금 장치'라고 보면 된다. 일단 우리 몸에 세균이나 바이러스 같은 병원균이 침입하면 1차로 선천면역이 작동한다. 선천면역으로 병원균이 퇴치되면 상황은 종료되지만, 그렇지 않을 경우에는 2차로 후천면역이 작동한다. 선천면역은 후천면역이 작동하기 위한 시간을 벌어주고, 후천면역은 선천면역이 방어하지 못한 것을 모조리 박멸한다.

1차 방어선, 선천면역반응

잠깐 앞에서 설명한 것처럼 체내에 일단 병원균이 침입하면 제일 먼저 선천면역반응(Innate Immune Response)이 작동한다.

외부 침입자들을 가장 먼저 인식하는 건 대식세포와 수지상세포(병원균 감염 시 면역반응을 매개하는 항원 전달 세포. 암의 항원을 다른 세포에 전달하는 사령탑 역할을 한다)다. 이들은 우리 몸을 정찰하다가 이상을 발견하면 신호를 보내고 지원군들을 호출하고, 잠자고 있는 면역세포를 흔들어 깨운다.

'비만세포'라고 불리는 세포는 특정 물질을 분비해서 혈관을 확장시키고, 틈새를 벌려서 다른 백혈구들이 밖으로 잘 빠져나올 수 있도록 한다. 세포 이름에 '비만'이 들어간다고 해서 살이 찌게 하는 세포라고 오해해서는 안 된다. 비만세포는 알레르기나 기생충 면역과 관련된 면역세포인데, 영어 이름 'master cell'이 한국어로 번역되는 과정에서 '비만세포'가 되었을 뿐이다.

비만세포가 백혈구들이 빠져나올 틈새를 만들 때 가장 먼저 나타나는 것이 '호중구'다. 호중구는 전체 백혈구의 50~70%를 차지할 정도로 양이 많다. 군대로 치면 적들과 백병전을 벌이는 보병으로, 병원균이 몸에 침입한 지 약 6~12시간 정도면 해당 부위로 달

39

려가 전쟁을 시작한다.

이 과정에서 호중구들이 죽기도 하는데, 그것이 바로 고름이다. 우리는 고름을 '빨리 없애야 할 것', '더러운 병원균이 모인 것'으로 보지만, 사실 고름은 내 몸을 위해 싸우다가 전사한 호중구들의 사체이니 오히려 고마워해야 한다. 호중구와 함께 나오는 호산구, 호염기구 역시 모두 함께 싸우는 백혈구의 일종이다.

이렇게 백병전에 가까운 싸움이 시작된 지 약 12시간이 지나면 더 강력한 면역세포가 나타난다. 바로 NK세포다. Natural Killer Cell, 말 그대로 '킬러로 태어난 세포'다. 존재의 목적 자체가 외부 침입자를 죽이는 것이니, 그 강력한 능력은 인정해줄 수밖에 없다. 또한 NK세포는 외부 침입자뿐만 아니라 우리 몸에 생성된 암세포에 구멍을 뚫고 그 안에 그랜자임(Granzyme)이라는 단백질 분해 효소를 부어서 죽이는 데도 탁월한 능력을 발휘한다.

종합하면, 대식세포와 수지상세포가 병원균을 탐지하고 NK세포가 등장하기까지가 선천면역반응이다. 일단 이 단계에서 모든 사태가 수습되면 더 이상 면역체계는 전쟁을 진행하지 않는다.

2차 방어선, 후천면역반응

　문제는 선천면역반응으로 싸움이 끝나지 않을 때다. 외부 침입자들이 너무 강력해서 선천면역이 무너질 때가 있다. 그렇다고 해서 곧바로 인체가 굴복하는 것은 아니다. 2차 전쟁, 즉 후천면역반응(Acquired Immnune Response)이 작동되는데, 여기에 관여하는 세포들이 림프구에 속하는 B세포와 T세포다. 이 세포들은 체내에서 면역 전쟁이 시작된 지 약 3~7일 후에 출동한다. 선천면역이 싸우는 과정을 지켜보다가 우리 세력이 외부 침입자에게 밀릴 것 같으면 등장한다.

　T세포는 매우 혹독한 훈련 과정을 거쳐서 성장하는데, 그 과정에서 약 5%만이 면역 전쟁에 투입된다. T세포가 하는 훈련이란 일종의 '항원 인식 시험'이다. 군대에서 교관이 적군의 인상착의를 반복적으로 알려주는 과정과 같다. 만약 외부 침입자를 이물질이라고 인식하지 못하거나 내 몸의 세포를 이물질로 인식하면 T세포는 가차 없이 죽임을 당한다. 이 훈련을 통과한 T세포만이 면역 전쟁에 투입되는 것이다. T세포의 활약은 마치 특수부대원을 연상케 한다. 외부 침입자에 감염된 세포의 한가운데에 구멍을 뚫고 그랜자임을 넣어서 사멸시킨다. 그리고 이 세포를 정확하게 기억하며

원래 자리로 돌아간다.

　B세포는 마치 분신술과 같은 싸움의 기술을 활용한다. B세포는 감염된 세포를 만나면 급격하게 분열해 2개, 4개, 16개 등으로 개체수를 늘리고 감염된 세포 곳곳에 구멍을 내서 죽게 만든다.

　이처럼 인체의 면역 시스템은 참으로 정교하면서도 탁월해 우리가 관리만 잘해도 '건강한 100세'를 살아가는 데 별 문제가 없을 정도다. 그런데 이처럼 탁월한 면역 시스템도 붕괴될 때가 있으니, 우리가 건강을 돌보지 않을 때다. 건강을 돌보지 않는 습관이야말로 자신을 파괴하는 행위인 셈이다.

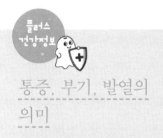

통증, 부기, 발열의 의미

　질병을 달가워하는 사람은 아무도 없다. 하지만 조금만 달리 생각하면 질병도 고마운 존재임을 알 수 있다.

　질병에 걸렸을 때 부수적으로 따라오는 증상은 첫째가 통증, 두 번째가 부기, 세 번째가 발열이다. 모두 불편하고 불쾌한 증상이지만, 이와 같은 몸의 이상신호가 없다면 어떻게 될까? 만약 통증이 없다면, 우리는 질병이 생겼다는 사실을 자각하지 못할 것이다. 아프니까 자신의 건강을 돌보게 되는 것이다. 부기 역시 생체반응인 염증의 일종으로 혈류 증가를 의미한다. 상처를 치료하기 위해서는 상처가 난 곳에 대량의 산소와 영양소를 공급해 조직을 복구해야 하기 때문이다. 발열도 매한가지로 대사 항진으로 'DNA → RNA → 단백질 합성'이라는 대사 경로를 활성화하기 위해서는 특히 열이 중요하다. 발열 없이는 병이 낫지 않는다고 해도 틀린 말이 아니다. 이와 같은 사실을 이해하고 받아들이지 않는다면 질병에 맞서 이길 수가 없다.

그럼 잠시 프로스타글란딘(prostaglandin)이라는 조직 호르몬에 대해 살펴보자. 프로스타글란딘은 혈관 확장, 발열, 통증을 유발하는 괴력이 있다. 통증, 부기, 발열이라는 질병 반응은 프로스타글란딘에서 기인한다. 병원에서 흔히 처방해주는 소염진통제는 프로스타글란딘의 생산을 억제하는 약이다. 그런 이유로 이들 약을 진통제, 소염제, 해열제라고 부른다. 현대의학에서는 수많은 약제가 질병 치료에 쓰이는데, 소염진통제는 약의 여왕이라고 말할 정도로 사용량이 엄청나다. 그러나 프로스타글란딘의 생산을 억제하는 약물은 통증을 멈추게도 하지만, 조직 복구를 위한 치유 반응을 중지시켜 질병의 근본적인 치료를 방해할 수도 있다. 약은 일시적으로 증상을 가볍게 하는 대증요법 치료제일 뿐이다.

통증, 부기, 발열을 피하고 싶겠지만, 이 세 가지 증상이 치료를 위한 과정임을 이해한다면 통증, 부기, 열이 났을 때 우선 자신의 몸에 어떤 일이 일어나는지부터 진지하게 살펴야 한다.

선천면역반응과 후천면역반응

선천면역반응

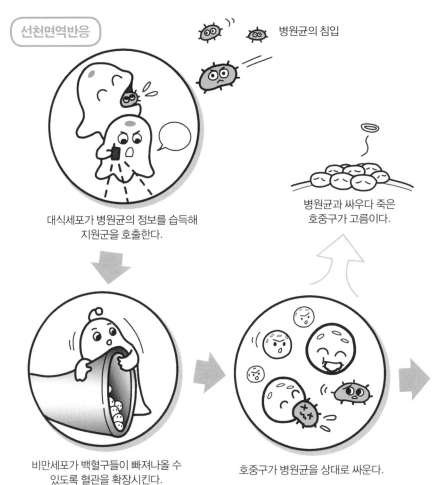

병원균의 침입

대식세포가 병원균의 정보를 습득해
지원군을 호출한다.

병원균과 싸우다 죽은
호중구가 고름이다.

비만세포가 백혈구들이 빠져나올 수
있도록 혈관을 확장시킨다.

호중구가 병원균을 상대로 싸운다.

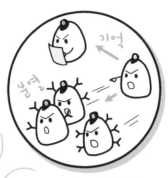

B세포는 분열을 통해
개체수를 늘려서 감염 세포를
공격해 죽인다.

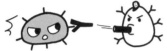

B세포는 분열을 거듭하며
항체를 만들어 항원을 붙잡는다.

후천면역반응

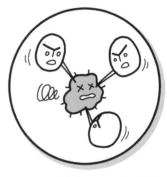

T세포는 선천면역이 처리하지 못한
감염 세포에 구멍을 뚫고
그랜자임(단백질 분해 효소)를
부어 사멸시킨다.

NK세포는 항원과 암세포까지
죽일 수 있는 강력한 세포다.

45

면역력에서
장 건강이 중요한 이유

면역세포는 온몸에 분포되어 있지만, 모든 부분에 고르게 분포되어 있지 않다. 면역세포가 가장 많은 곳은 장(腸)이다. 장 점막에 무려 70~80%가 편중되어 있다. 따라서 면역력의 핵심은 장 건강이고, 장이 건강한 사람이 면역력이 높고 질병 없이 오래 산다고 할 수 있다.

과거에는 장이 면역력에 얼마나 중요한 기관인지 알려지지 않았다. 그저 음식의 소화와 흡수를 담당하는 기관으로만 알려져 있다가 의학 연구의 발전으로 장이 면역 시스템의 핵심 기관임이 확인되면서 그 중요성이 부각되었다.

면역력은 곧 장내 세균의 균형

인체의 장에는 여러 가지 세균들이 조화를 이루며 삶의 터전을 이룬 '세균의 생태계'가 존재한다. 전문용어로 '마이크로바이옴 (microbiome. 특정 환경에 존재하는 미생물들의 총체적 유전정보)' 혹은 '장내 플로라(intestinal flora)'라고 불린다. 우리가 무엇을 먹고 어떤 활동을 하느냐에 따라 이 생태계는 건강해지기도 하고 나빠지기도 한다. 이러한 장내 세균은 인간의 몸을 숙주로 살아가며 공생관계를 맺고 있기 때문에 '제3의 장기'로도 불린다. 아직까지 그 종수가 정확하게 파악되지 않았지만 '400종 400조 개'라는 설명도 있고 '1,000종 1,000조 개'라는 주장도 있다. 어느 쪽이든 장에 터를 잡고 사는 세균의 수가 방대하다는 뜻이다.

장에는 비피더스균이나 유산균처럼 몸에 좋은 영향을 미치는 유익균, 웰치균이나 대장균처럼 몸에 나쁜 영향을 미치는 유해균, 둘 중 우세한 쪽에 붙는 중간균이 같이 사는데 유익균이 30%, 유해균이 10%, 중간균이 60%일 때 장이 가장 건강하다.

유익균이 장내에서 하는 역할은 매우 다양하다. 유해한 발암물질을 분해해서 배설하고, 병원균을 배출하고, 남아도는 콜레스테롤을 체외로 배설해 대사를 원활하게 만든다. 또 비타민을 합성하거나 효소를 활성화하고, 장내 pH를 조절하고, 장의 연동운동을 활성화하며, 항상성의 유지 및 조정에도 관여한다. 신경전달물질인 도파민을 두뇌로 보내거나 면역계를 활성화하는 등의 활동도 한다. 이 모든 것이 면역력의 향상에 도움이 된다.

유해균도 장내에서는 나름의 역할을 한다. 외부에서 침입하는 강력한 병원균, 예를 들면 콜레라균이나 이질균 등이 들어오면 유해균이 나서서 무리지어 공격을 한다. 이름이 '유해균'일 뿐 자신의 역할이 별도로 있는 셈이다. 다만 장내 세균의 균형이 무너져서 유해균의 비율이 높아지면 감염증이나 알레르기, 대장염, 암, 비만 등 수많은 질병에 노출된다.

장내 세균은 독자적인 역할도 한다. 장에 침입하는 독소에 대해 방어벽의 역할을 하며, 음식에 들어 있는 독소를 중화한다. 간(肝)도 독소를 중화하는 일을 하는데, 만약 장내 세균이 제 역할을 하면 간의 부담이 줄어들어 지치지 않고 활동할 수 있다.

이처럼 장내 세균이 유익균과 유해균, 중간균의 비율을 유지한 상태에서 각자의 역할을 원활히 하면 건강은 걱정하지 않아도 된다. '장내 세균의 균형이 면역력을 좌우하기' 때문이다.

장 건강 지수(GQ)로 장 상태 체크하기

면역력에 있어 이토록 중요한 장 건강을 체크하려면 어떻게 해야 할까? 장 건강 지수(Gut Quotient)라는 것이 있다. 일동제약이 분당 서울대병원 소화기내과 이동호 교수 연구팀과 함께 개발한 것으로, 장 건강을 지수화해 체계적으로 점검하고 관리한다는 의미가 있다. 다음의 항목 중 3가지 이상이 해당한다면 의사와 상담할 것을 권유한다.[8]

- 배가 자주 살살 아프거나 불편감, 팽만감을 느낀다.
- 배변을 할 때 과도하게 힘을 주어야 하거나, 아니면 거의 묽은 변을 본다.
- 일주일에 3일 이상 배변을 하지 못하거나 하루에 4회 이상 배변을 한다.
- 배에 가스가 자주 차는 것 같고, 고약한 냄새가 나는 방귀를 뀐다.
- 음주를 하거나 기름진 음식을 먹은 후 장 트러블을 경험한 적이 있다.
- 가끔 우울한 기분이 들고 피로감, 무력감을 느끼고 머리가 아프다.

- 피부 트러블이 매우 심하다.
- 과민대장증후군 진단을 받은 적이 있다.

(출처: 일동제약)

유해균이 많이 생겨서 장내 세균의 이상적인 비율이 깨지는 주요 원인은 잘못된 식습관이다. 인스턴트식품, 설탕, 탄산음료 등에 함유되어 있는 단순당과 과도한 지방이 장에 들어가서 유해균을 증식시킨다. 유해균을 줄이고 유익균을 늘리려면 해조류, 과일, 채소를 충분히 먹어야 한다.

장내 세균의 건강을 유지하기 위해서 무엇보다 필요한 것이 식이섬유다. 장내 세균은 식이섬유를 먹이로 하기 때문에 식이섬유를 충분히 섭취하면 유익균이 증가한다. 특히 수용성 식이섬유를 더 좋아하는데 다시마, 미역 등의 해조류와 두부, 유부 같은 콩 식품에 많이 들어 있다.

장 건강은 행복한 인생을 위한 필수품

장내 유익균은 쾌감을 느끼게 하는 신경전달물질인 도파민을 생성하기 때문에 행복감을 느끼는 데 큰 도움을 준다. 대체적으로 우울증에 걸린 사람은 장내 세균의 상태가 엉망인 경우가 있다. 일례로, 일본의 자살자 수는 한 해에 10만 명당 24명이다. 멕시코의 경우 10만 명당 4명으로 일본의 6분의 1에 불과하다. 이러한 자살률이 식이섬유의 섭취와 관련 있다는 주장도 있다. 멕시코인의 식이섬유 섭취량은 세계에서 최고로, 일본인보다 3배 이상 많다. 반면 일본인의 식이섬유 섭취량은 50년 전에 비해 절반으로 줄어들었다.

장 건강은 비만과도 관련이 있다. 장내 환경이 좋지 않으면 우리가 먹는 음식의 영양소가 세포로 흡수되지 못하고 혈관을 타고 다니다 쌓여 지방 대사에 문제가 생긴다. 그러면 음식 섭취량이 많지 않아도 내장에 지방이 쌓이고 '어떤 음식을 먹어도 살찌는 체질'이 된다.

장은 '제2의 두뇌'라고 불릴 만큼 중요한 장기이자 면역력이 생성되는 핵심 기관임을 기억하고 장 건강을 지키는 생활을 해야 건강을 지킬 수 있다.

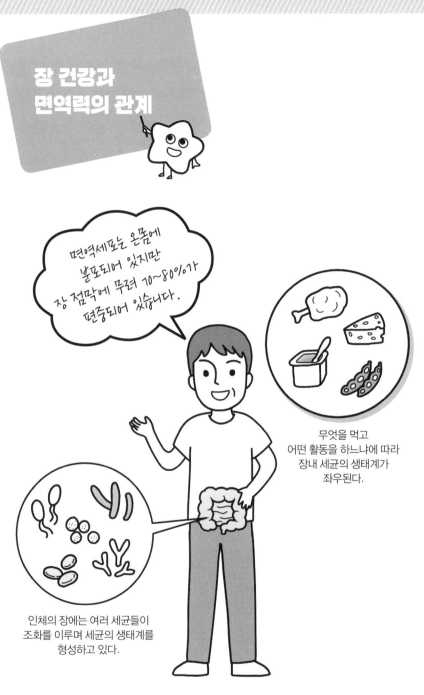

장 건강과 면역력의 관계

면역세포는 온몸에 분포되어 있지만 장 점막에 무려 70~80%가 편중되어 있습니다.

무엇을 먹고
어떤 활동을 하느냐에 따라
장내 세균의 생태계가
좌우된다.

인체의 장에는 여러 세균들이
조화를 이루며 세균의 생태계를
형성하고 있다.

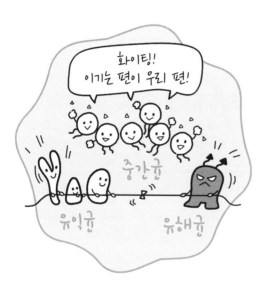

장내 세균의
이상적인 비율은
유익균 30%,
유해균 10%,
중간균 60%이다.

장내 세균의 균형이 깨져
유해균이 많아지면
가스 발생, 변비는 물론
면역력이 저하되어 감염증,
알레르기 질환, 대장염, 암,
비만 등의 질병이 생길 수 있다.

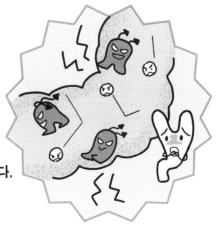

PART 2

면역 시스템이
붕괴되는 이유

나이가 들면 면역력이 약해지는 게 당연하다고 생각하는 사람들이 많다. 하지만 우리 몸의 면역 시스템은 잘 관리하면 온갖 질병을 이길 수 있도록 설계되어 있다. 이러한 고도의 시스템이 파괴되고 붕괴되는 것은 다름 아닌 우리의 잘못된 습관에 의해서다. 잘못된 생활습관과 식생활은 장 건강을 해치면서 면역력을 약화시키고, 이 상황이 지속되거나 심화되면 면역세포들은 외부 침입자와 싸울 힘을 잃고 만다. 외부 침입자와 내부 세포를 구별하지 못해 자기 몸을 공격하는 일도 생긴다. 우리의 어떤 습관이 면역력을 약화시키는지를 알고 하나씩 개선하는 노력이 절실하다.

자율신경계의 부조화와
면역력의 붕괴

우리 몸에는 '자율신경계'라는 신경계가 있다. 말초신경계의 하나인 자율신경계는 운동신경 중에서도 숨을 쉬거나 소화를 시키거나 심장박동과 같이 두뇌의 직접적인 지시를 받지 않는 행위를 관장한다. 즉 호흡, 소화, 심장박동은 우리가 의식적으로 해서 되는 것이 아니라 자율신경계가 알아서 조절한다.

자율신경계는 다시 교감신경과 부교감신경으로 나뉜다.

교감신경은 몸을 많이 움직이거나 공포감을 느끼는 위급한 상황에서 혈압과 심장박동을 높이고 장기에 머물러 있던 혈액을 근육으로 보내서 상황에 잘 대처할 수 있게 해준다. 반면 부교감신경은 우리 몸이 편안한 상태일 때 활성화되는데, 쉬거나 잠을 잘 때 근육의 혈액을 장기로 보내 소화를 시키거나 혈압을 늦추고 심장박동을 편안하게 유지한다. 중요한 것은 이 두 신경이 조화를 이뤄야 한다는 점이다. 만약 두 신경의 조화가 깨지면 면역력도 동시에 붕괴된다.

교감신경과 부교감신경의 조화

교감신경과 부교감신경은 Part 1에서 살펴보았던 과립구, 림프구와 밀접한 관계가 있다. 교감신경이 우세하면 순간적으로 과립구의 양이 많아지고, 부교감신경이 우세하면 림프구의 양이 많아진다. 이 둘이 엎치락뒤치락하면서 조화와 균형을 이루면 문제가 없지만, 만약 어느 한쪽이 우세한 상태가 지속되면 면역력이 약해지면서 질병에 걸릴 가능성이 현저히 높아진다.

체내의 면역세포 중 대식세포는 전체 백혈구에서 5%, 과립구는 50~65%, 림프구는 35~41%의 비율로 있어야 조화와 균형을 이루었다 볼 수 있다. 자율신경계와 연계해 정리하면 아래와 같다.

- 몸의 긴장 → 교감신경의 활성화 → 과립구 과잉
- 몸의 이완 → 부교감신경의 활성화 → 림프구 과잉

교감신경 또는 부교감신경이 우세할 때 생기는 질병들

교감신경이 우세한 상태가 지속되면 우리 몸에서는 어떤 일이 벌어질까?

가장 먼저 아드레날린이라는 호르몬이 계속해서 분비된다. 일시적으로 아드레날린이 분비되는 것은 걱정할 일이 아니지만, 이런 상태가 한두 달 이어지면 혈관이 수축해 고혈압, 협심증, 부정맥, 가슴 두근거림, 각종 통증, 류머티즘을 겪게 된다. 또 변비가 생기거나 지방간이 생겨서 배설과 분비의 기능이 약해진다. 몸이 긴장하면 혈액이 장기에서 근육으로 옮겨지는데 그 바람에 각 장기에 혈액이 충분히 공급되지 못해서 생기는 결과라고 할 수 있다.

긴장 상태가 계속되면 불안과 초조, 불면증, 식욕 감퇴 혹은 폭식 증상이 생긴다. 과립구가 비정상적으로 증가하며, 미토콘드리아에서 발생되는 활성산소가 제대로 처리되지 않아 곳곳의 조직이 파괴되고 염증이 생긴다. 피부에는 주름이 깊게 패고 색소가 침착되어 안색이 좋지 않다.

반면 부교감신경이 우세해도 문제가 발생한다. 몸의 이완 상태가 지속되어 부교감신경이 우세해지면 아세틸콜린이라는 호르몬이 분비되어 림프구가 늘어나고 우리 몸의 면역력이 상승한다. 하지만 림프구의 비율이 정상 범위(35~41%)를 벗어나 45%, 50%까지 치솟으면 저혈압과 저체온 증상이 나타나고 설사, 골다공증이 유발된다. 또 긴장이 풀리고 기분이 가라앉으면서 우울증, 기력 감퇴를 겪고, 감각이 너무 예민해져서 가려움, 두통, 통증을 크게 느낄 수 있다. 또 림프구가 지나치게 많아지면 별것 아닌 항원에도 과민하게 반응해 알레르기 질환이 생기게 된다.

교감신경과 부교감신경의 조화가 깨지는 이유

교감신경과 부교감신경의 조화가 깨지는 원인은 다양하다.

■ 노화

첫 번째 원인은 노화다. 인체의 면역력은 20대에 최고치에 이르러 30대까지 유지되다가 40대가 되면서 점차 떨어지기 시작한다. 그래서 사람들이 "40대가 되니 몸이 예전 같지 않다"고 말하는 것이다. 그리고 50대 이후에는 본격적으로 암에 걸릴 위험성이 높아진다. 그래서 이 시기를 통계적으로 가장 암에 걸리기 쉬운 연령, 즉 '암 연령'이라고 부른다.

그러나 누구나 나이 들어서 면역력이 약화되는 것은 아니다. 성장기에 영양을 충분히 섭취하지 못하고, 긴장된 삶을 살고, 정신적인 학대를 받으며 자란 사람은 20대에도 40~50대의 면역력을 지닐 수 있다.

특히 순간적으로 강한 정신적 충격을 받아 생긴 트라우마는 나이를 불문하고 면역력을 현저히 약화시킨다. 2018년 아이슬란드 국립대학교와 스웨덴 카롤린스카연구소 연구팀이 지난 30년간 100만 명의 의료 자료 및 건강검진 자료를 분석했는데, 그 결과 '강한 정신적 충격으로 인한 스트레스는 면역체계를 교란시키고, 트라우마로 진단받은 사람은 자가면역질환을 겪을 가능성이 30~40% 정도 더 높다'고 발표했다.[9] 반면 스트레스를 제때 풀고, 몸을 많이 움직이고, 다른 사람과 교류하며 즐겁게 살면 70~80대에도 면역력이 높을 수 있다. 세계적인 장수 마을에서 100세 노인을 대상으로 림프구의 비율을 조사했더니 70세 수준인 약 27~30%였다. 건강한 성인의 림프구 비율이 35~41%라는 점을 감안하면 훌륭한 수준이다.

　세 번째 원인은 육체적인 과로와 저체온이다. 쉬지 않고 일에 몰입하면 긴장이 지속되어 자율신경계의 균형이 깨지면서 여러 가지 이상 증상이 나타난다. 가장 흔한 증상은 입 안쪽이 허는 것이다. 다행히도 보통 일주일 정도면 자연스럽게 치유되지만, 이런 일이 반복된다면 몸이 과로로 힘들어하고 있다는 증거이니 휴식을 취해야 한다. 또 몸에 힘이 없거나 뒷목이 뻣뻣한 증상, 눈이 침침하고 얼굴이 화끈거리며 붉게 달아오르는 증상도 나타난다. 만약 이러한 증상이 6개월 이상 지속되면 '만성피로증후군'으로, 면역력이 매우 취약한 상태라고 할 수 있다.

　인체의 온도, 즉 체온은 면역력을 유지하는 기본 중의 기본이다. 만약 체온이 1℃ 정도 떨어지면 면역력은 30% 정도 약화된다는 것이 전문가의 의견이다. 실제로 암세포가 증식하기에 가장 좋은 온도가 35~35.5℃다.

　저체온의 가장 대표적인 증상은 손발이 차가워지는 것이다. 수족냉증이 있으면 한여름에도 손이 시리다. 냉증 환자는 매년 늘고 있으며, 전체 환자의 80% 정도는 갱년기 중년 여성이라고 한다.

일상에서 지속되는 스트레스 역시 좋지 않다. 스트레스를 받으면 두뇌는 시상하부를 자극해 코티솔 호르몬을 분비한다. 이 호르몬은 면역세포의 일종인 T세포가 성장하는 것을 방해하고 혈액 내의 림프구를 파괴한다. 또 스트레스는 NK세포의 활성도를 저하시키고 여러 면역물질을 변형시킨다.

주로 타인에 의한 심리적인 압박, 타인에 대한 미움, 원망, 분노 등 부정적인 마음이 스트레스로 작용하는데, 이런 마음은 면역력이 높아지는 데 큰 방해가 된다.

결과적으로 면역력은 육체의 질병뿐만 아니라 삶의 질과도 연관이 깊다. 일상에서 과로하고 스트레스를 받으면 잠을 자도 몸이 개운하지 않고 피로에 시달린다. 마음이 불편하니 대인관계도 원활하지 않고, 그로 인해 사회적 단절감과 우울증을 겪기도 한다. 그러나 이와 반대의 경우라면 일상을 활기차고 행복하게 살 수 있고, 대인관계도 원활해진다. 즉 면역력이 좋아지면 인생이 달라진다고 할 수 있다.

당뇨병과
심혈관 질환의 치료

당뇨병은 1형과 2형으로 나뉘는데, 그중 2형 당뇨병은 비만이나 잘못된 식습관, 운동 부족 등이 원인이다. 그래서 병원에서는 식사량을 제한해 섭취량을 줄이고 운동을 해서 체중을 줄일 것을 권한다. 그러나 그렇게 실천을 해도 당뇨병이 잘 낫지 않는 경우가 많다. 이는 면역력의 작용을 간과한 처방이기 때문이다.

평소에 마음껏 원하는 것을 먹는 사람에게 식사량을 제한하고 특정 음식만 강요하면 불만이 쌓여서 교감신경이 흥분한다. 이 신호는 두뇌로 전달되어 아드레날린을 분비하는데, 그 결과 혈당이 더욱 올라간다. 당뇨약을 먹어도 일시적으로 혈당만 낮출 뿐 근본적인 치료가 되지 않는다. 따라서 당뇨병의 기본 치료 방향은 지나친 긴장을 풀어주고 몸의 이완으로 부교감신경을 활성화해 흐트러진 자율신경계를 바로잡아야 한다. 그러면 면역력이 자연스레 강화되면서 당뇨 증상도 완화된다.

심혈관 질환은 기본적으로 혈관 문제와 원활하지 않은 혈액 순환 때문에 발생한다. 잘못된 식습관이 첫 번째 원인일 수도 있지만, 긴장과 스트레스로 인해 교감신경이 흥분하면 혈관이 수축되어 혈액 순환이 잘되지 않는다. 부정맥이나 협심증, 심근경색도 혈관의 수축과 관련이 깊다. 따라서 심혈관 질환의 치료도 기본적으로 자율신경계의 균형을 바로잡아 면역력을 향상시키는 것에서 시작해야 한다.

교감신경과 부교감신경이 하는 일

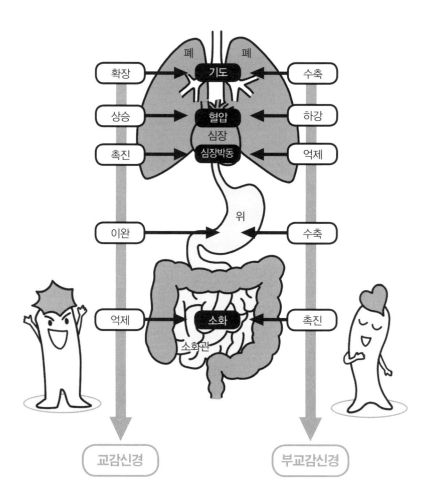

폐　기도　폐

교감신경		부교감신경
확장 →	기도	← 수축
상승 →	혈압	← 하강
촉진 →	심장박동 (심장)	← 억제
이완 →	위	← 수축
억제 →	소화 (소화관)	← 촉진

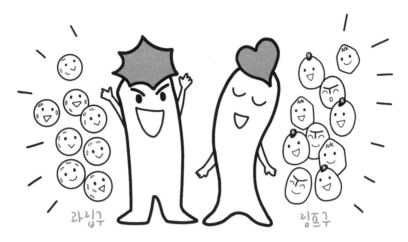

과립구

림프구

**교감신경이 우세하면 과립구가 늘어나고
부교감신경이 우세하면 림프구가 늘어난다.**

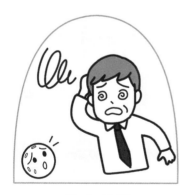

지속되는 긴장은
교감신경을 지나치게 활성화해
각종 질병에 노출되기 쉽다.

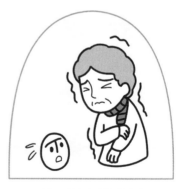

부교감신경이 우세해져
림프구의 비율이 너무 높아지면
저체온이나 혈액 순환 장애가 생긴다.

나는 교감신경이 우세할까?
부교감신경이 우세할까?

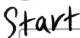

 스트레스를
자주 느낀다. **No** → 주로 책상에
앉아서 일을 한다. **No**

Yes ↓   **Yes** ↓

 며칠째 계속 잠이
부족하다. **No** → 어깨나 허리가
자주 아프다. ←

Yes ↓   **Yes** →   **No** ↓

 진통제나 수면제를
복용한 적이 있다. **No** → 평소 체온이
36℃ 미만이다. **No**

Yes ↓   **Yes** ↓

교감신경이 매우 우세한 타입

교감신경이 계속 활성화되어 있기
때문에 여러 가지 질병에 걸리기
쉽다. 이런 상태에서 벗어나려면
몸과 마음을 이완해야 한다.

교감신경이 조금 우세한 타입

업무나 학습에 의욕적인 것은 좋
지만 무리하면 스트레스가 쌓인
다. 적절히 긴장을 풀고 마음을 편
하게 해야 한다.

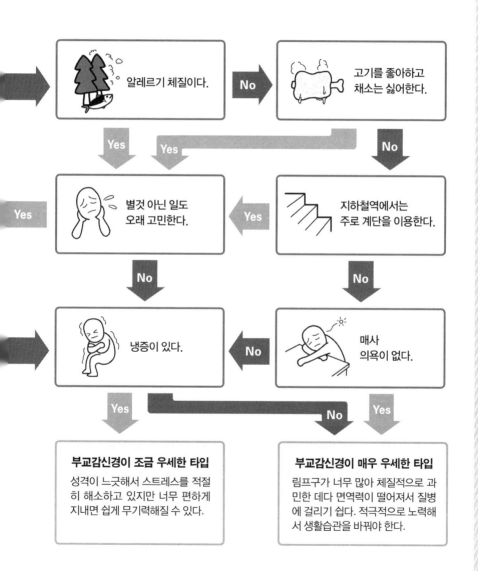

알레르기 체질이다.

No 고기를 좋아하고 채소는 싫어한다.

Yes **Yes** **No**

별것 아닌 일도 오래 고민한다.

Yes **Yes** 지하철역에서는 주로 계단을 이용한다.

No **No**

냉증이 있다.

No 매사 의욕이 없다.

Yes **No** **Yes**

부교감신경이 조금 우세한 타입
성격이 느긋해서 스트레스를 적절히 해소하고 있지만 너무 편하게 지내면 쉽게 무기력해질 수 있다.

부교감신경이 매우 우세한 타입
림프구가 너무 많아 체질적으로 과민한 데다 면역력이 떨어져서 질병에 걸리기 쉽다. 적극적으로 노력해서 생활습관을 바꿔야 한다.

면역세포의 엇나간 공격, 자가면역질환

　자가면역질환은 세균이나 바이러스 등의 병원균을 공격해야 할 면역 시스템이 오히려 인체를 공격하면서 발생하는 질환이다. 베체트병, 루푸스, 류머티즘성 관절염, 소아당뇨, 크론병, 다발성 경화증, 갑상샘기능항진증 등이 많이 알려졌지만 이 외에도 무려 80여 가지의 자가면역질환이 있다.

　자가면역질환은 매우 고통스럽다는 것이 특징이다. 몸 곳곳에 염증이 생기고, 두통이나 불면증을 겪으며, 자신도 제어할 수 없는 틱장애, 원치 않게 신체의 일부가 꼬이는 근긴장이상증 때문에 일생생활이 불가능한 경우도 많다.

자가면역질환의 원인들

자가면역질환이 생기는 원인은 일반적으로 '면역세포들 간의 균형이 깨졌기 때문'이라고 알려져 있다. 면역세포들은 체내에서 적절히 균형을 이루면서 공격과 제어를 하는데, 이러한 균형이 깨지면서 면역세포들의 성향이 공격적으로 변해 우리 몸을 해친 결과가 자가면역질환이라는 것이다. 호주 시드니대학교 센테나리 연구팀이 미국의 의학 전문지 <실험의학 저널(Journal of Experimental Medicine)>에 발표한 자료에 따르면, 면역반응의 활성화와 억제 간의 균형을 조절하는 '조절T세포'가 부족할 경우 염증성 장 질환인 크론병에 걸릴 가능성이 크다. 과도하게 활성화된 면역반응이 억제되지 못하다 보니 지나치게 공격적으로 활동해 몸에 손상을 입힌 것이다.

자가면역질환의 또 다른 원인은 면역세포들이 병원균 같은 외부의 침입자를 정확히 구별하는 능력을 잃었기 때문이다. 면역세포가 정상적으로 기능하면 우리 몸에 침입한 병원균이나 이물질을 적으로 인식하지만, 그렇지 않으면 몸의 정상 세포를 적으로 인식할 수 있다.

자가면역질환은 유전적인 요인도 있는 것으로 알려져 있다. 대체로 면역력은 주로 어머니에게서 물려받는데, 이미 어머니에게 자가면역질환이 있다면 그대로 유전된다.

이 외에 흡연, 특정 바이러스 감염 등의 이유로 자가면역질환이 발병할 수 있다.

고통을 수반하는 자가면역질환들

가장 많이 발병하는 자가면역질환은 류머티즘성 관절염이다. '관절염'이라는 말이 붙어서 노인들에게 주로 발병한다고 오해할 수 있는데, 전체 환자 중 30%나 되는 환자들이 20~40대이며, 심지어 어린이에게서도 나타난다. 현재 우리나라의 류머티즘성 관절염 환자는 약 25만 명으로 추산되며, 남자보다는 여자에게서 3배나 많이 발병한다. 류머티즘성 관절염에 걸리면 손가락, 손목, 발가락 등의 관절이 붓고 열이 나면서 통증이 느껴지는데, 심각해지면 연골과 뼈가 손상되어 결국 정상적인 기능을 할 수 없게 되는 무서운 질병이다.

루푸스는 '천의 얼굴을 가진 질병'으로 불린다. 발병 초기에는 발열, 체중 감소, 관절통, 근육통, 식욕 저하 등 매우 다양한 증상이 나타나다가 피부에서부터 골격, 심장, 신장, 위, 장, 뇌신경 등 인체 곳곳에 염증이 생기고 고통이 뒤따른다. 과거 루푸스로 고통받던 한 유명 강사가 자살한 일이 있었는데, 그 정도로 고통이 큰 질병이다. 현재 국내에는 약 1만 5,000명 정도의 루푸스 환자가 있다.

베체트병은 20~30대의 젊은 층에서 많이 발병한다. '전신성 혈관염'이라고도 불리며, 혈관이 있는 곳 어디든 염증이 생길 수 있다. 특히 눈 앞쪽이나 뒤쪽에 염증이 생기면 시야가 흐려지는 것은 물론 시력 감소, 안구 출혈 등의 증상이 나타난다.

갑상샘기능항진증은 갑상샘에서 과도하게 호르몬이 분비되어 생긴다. 주로 여성에게 많이 생기며, 약 30%의 환자들은 눈이 커지거나 튀어나온 것처럼 보인다. 피로감을 자주 느끼고, 땀을 많이 흘리며, 생리불순, 성욕 감퇴, 손발이 떨리는 증상이 함께 나타난다.

약물 치료와 습관 개선으로 증상 호전

자가면역질환은 고통스러운 질병이지만, 다행히 치료법이 있다. 다만 완전한 치료는 힘들고, 평생 잘 관리해야 큰 불편함 없이 일상을 유지할 수 있다.

예를 들어 류머티즘성 관절염은 약물 치료와 운동 요법을 병행하면서 칼슘을 많이 섭취하면 호전된다. 루푸스는 과거에는 거의 불치병으로 취급되었지만, 이제는 10년 내 생존율이 무려 90%에 이른다. 마찬가지로 적절한 약물 치료와 건강한 습관을 실천하면 정상적인 생활을 할 수 있다.[10]

면역력 관리가 최선의 예방법

자가면역질환은 뚜렷한 사전 증상이 있기 때문에 이를 잘 관찰하면 빠르게 대응할 수 있다. 우선, 꽤 오랜 시간 전신에 통증이 있다. 특히 관절, 근육에 통증이 느껴진다. 잠을 자고 일어난 후에 관절이 뻣뻣하고 원활히 움직이지 않고, 입안이 헐었다 나았다를 반복하고, 복통·설사·혈변이 자주 보이면 자가면역질환을 의심해야 한다.

자가면역질환을 예방하려면 식생활에 신경 써야 한다. 육류, 달걀, 우유, 햄, 햄버거, 튀긴 음식은 체내에서 염증과 상호작용해 증상을 악화시킬 수 있으니 피한다. 대신 현미, 채소, 과일 등을 많이 먹고, 염분 섭취는 줄여야 한다.[11]

스트레스를 줄이는 노력도 반드시 해야 한다. 스트레스가 장내 세균의 상태를 변화시켜 자가면역질환을 유발할 수 있기 때문이다. 2019년 1월 이스라엘 바르일란대학교 연구팀은 쥐에게 스트레스를 준 후 장내 세균의 상태 변화와 자가면역질환의 발병 정도를 측정했다. 그 결과 스트레스를 많이 받은 쥐들이 자가면역질환에 더 많이 걸렸다. 실제로 "큰 충격을 받고 스트레스를 많이 받았더니 자가면역질환이 생겼다"고 하는 사람들이 적지 않다.[12]

자가면역질환은 유전적인 요인이 크지만 후천적인 요인으로 생길 수도 있으니 평소 면역력을 잘 관리하는 것이 최선의 예방법이다. 면역력이 정상화되면 면역세포들이 다시 균형을 찾고 외부의 침입자를 잘 구별해낼 수 있어 증상 완화에 도움이 된다. 다만 자가면역질환에 '완치'라는 개념은 존재하지 않는다는 사실은 기억해야 한다.

내 몸을 내가 공격하는 자가면역질환

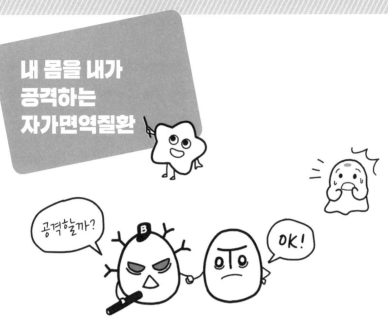

자가면역질환은 면역세포들 간의 균형이 깨지면서 면역세포가
정상 세포를 적으로 인식해 우리 몸을 공격한 결과로 발생한다.

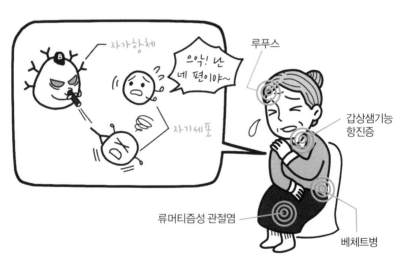

자가면역질환은 평생 관리해야 한다. 완치의 개념은 없지만
습관 교정과 더불어 스트레스를 줄이는 노력을 하면 증상을 개선할 수 있다.

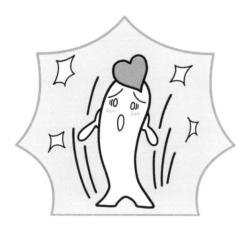

부교감신경이 우세한
과민 체질이 유해물질에
반응하면 알레르기 증상이
나타난다.

과도한 약물 치료는
알레르기 질환을
잘 낫지 않게 만든다.

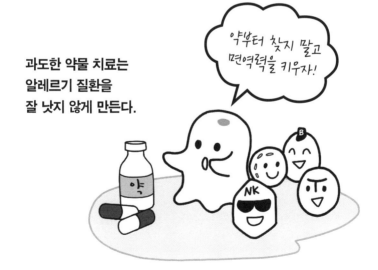

알레르기 질환은
면역력 약화 현상

알레르기 질환은 면역력과 관련이 깊다. 면역 시스템이 외부에서 침입한 이물질에 과도하게 반응해서 일어나는 증상으로 아토피 피부염, 기관지천식, 꽃가루 알레르기 등이 있다.

주된 증상은 가려움, 홍반, 콧물, 기침, 구토이며, 심하면 혈압 저하나 호흡 곤란까지 생길 수 있다. 이런 증상들은 모두 이물질로부터 몸을 지키려는 일종의 배설 현상(치유 반응)이다.

자율신경계의 부조화로 발생

알레르기 질환을 유발하는 원인으로는 꽃가루, 약물, 애완동물의 털, 갑각류·우유·땅콩 등의 음식물, 미세먼지, 간접흡연 등 매우 다양하다.

과거에는 주로 아이들에게 아토피피부염이나 기관지천식이 많이 나타나서 크면 저절로 좋아진다고 생각했다. 이론상으로 보면, 아이들은 원래 림프구가 많은데 사춘기 무렵부터 림프구가 서서히 줄고 체질이 바뀌면서 알레르기 질환이 낫게 된다. 그런데 요즘은 꼭 그렇지만도 않다. 알레르기 질환의 증상이 심해진 데다 잘 낫지도 않는다.

원인은 운동 부족, 과식, 그리고 과잉보호로 부교감신경이 우세한 과민 체질이 많아진 데다 호흡이나 음식물을 통해 끊임없이 이물질이 체내로 들어와서 알레르기 반응의 방아쇠를 당기기 때문이다. 자율신경계가 어느 한쪽으로 심하게 기울어져 있으면 그 균형을 잡느라 이쪽저쪽으로 흔들리는데, 기울기가 클수록 흔들림의 폭이 커지므로 증상이 더 심하게 나타난다.

반복적인 약물 남용으로 발생

어려서부터 약물을 남용하는 것도 알레르기 질환의 원인이 될 수 있다. 면역세포는 한번 싸운 이물질은 반드시 기억하기 때문에 이물질과 싸울수록 더 강해지는 특성이 있다. 그런데 우리가 약을 먹으면 면역세포들이 이물질들과 싸울 기회를 잃고, 그 이물질을 기억도 하지 못하게 된다.

예를 들어 아이가 감기에 걸리면 엄마는 곧바로 해열제를 먹여 열을 내리고 증상을 억제하는데, 이는 면역세포들이 제대로 싸울 기회를 막는 것이다. 그러면 다음에 그 감기 바이러스가 아이의 몸 속으로 침입해도 처음 본 것처럼 싸워야 한다.

감기로 인해 위험할 정도로 열이 오르지 않는 이상 스스로 감기 바이러스와 싸우는 과정을 충분히 경험하게 해야 한다. 그래야 면역체계가 정상적으로 발달한다.

꾸준한 운동과 습관 개선이 필수

병원에서는 알레르기 질환을 치료하기 위해 항염제나 스테로이드제를 사용한다. 이는 일시적으로 증상이 호전되는 것 같지만 약을 끊으면 더 심한 반응이 일어난다. 약을 쓰는 것 자체가 우리 몸에는 심한 스트레스로 작용하기 때문이다. 실제로 면역 기능을 더

욱 비정상적으로 만들어 알레르기 질환이 잘 낫지 않는 몸으로 만들 수 있다.

따라서 약물에 의존하기보다는 꾸준히 운동하고 습관을 바로잡는 것이 면역력을 강화해 알레르기 질환을 예방하고 치료하는 비결이다.

우울증·치매도 면역력 문제

2019년 기준 우리나라의 연간 자살자 수는 1만 3,000여 명으로 OECD 국가 중 1위이다. 경제적인 이유로 자살하는 사람도 있지만 4,000명이 넘는 사람들은 우울증으로 자살한다.

이제까지 우울증은 심리적인 차원이나 호르몬의 활동으로 설명되었다. 즉 심리적으로 극도의 압박을 받아 우울한 감정을 느끼거나, 행복 호르몬이라 불리는 세로토닌의 분비가 감소해서 우울증이 나타난다고 보았다. 그런데 최근에는 우울증이 면역체계와도 깊은 관련이 있다는 의견이 제기되고 있다. 즉 면역력의 약화가 두뇌에 염증을 불러일으키고, 이로 인해 우울증에 빠진다는 것이다. 면역력은 우울증과 어떤 관련이 있기에 이런 일이 벌어지는 것일까?

체내 염증이 만드는 우울증

우울증을 면역력의 측면에서 설명하려는 시도는 과거에도 있어왔다. 예를 들어 우울증 환자의 면역체계를 조사한 연구에서 과립구와 림프구가 현저하게 불균형한 상태로 확인됐다. 앞에서 살펴보았듯이 면역력이 건강하게 유지되려면 과립구가 50~65%, 림프구가 35~41%의 비율로 있어야 하는데, 우울증을 앓고 있는 사람은 이러한 균형이 깨져 있는 것이다.

최근에는 이보다 진일보한 학문적 연구 성과가 나오고 있다. 영국 케임브리지대학교 에드워드 볼모어 교수는 지난 30년간 두뇌와 체내 염증의 관계를 연구해왔다. 그는 그 연구 결과를 2020년 5월 출간된《염증에 걸린 마음(Inflamed Mind)》이라는 책에 밝혔는데, 체내 염증이 두뇌의 작동 방식을 바꾸고 이러한 작동 방식의 변화가 기분과 행동의 변화를 불러온다고 설명했다.

이러한 의학적 설명은 우울증에 대한 기존의 설명을 완전히 바꾸었다. 과거에는 자신에게 발생한 특정 사건이 우울한 기분을 만들고, 그 기분이 지속되면서 우울증으로 심화된다고 설명했지만 '염증을 통한 두뇌 변화'의 관점에서 본다면 우울증은 심리적 질환이 아닌 신체적 질환인 셈이다. 또한 우울증 환자의 혈액에서는 염증을 촉진하는 사이토카인이 증가한 것으로 나타났다. 이 물질은 인체를 행복감과 즐거움으로 유도하는 도파민과 세로토닌의 합성 및 분비를 방해하고, 더 나아가 세로토닌의 합성을 '저해'하는 것으로 나타났다.[13]

영국 버밍엄대학교의 재닛 로드 박사는 지난 1년 사이에 사랑하는 사람을 잃었거나 깊은 슬픔에 빠진 경험이 있는 65세 이상의 남녀 48명을 대상으로 혈액 검사를 진행했다. 그 결과 큰 슬픔을 겪은 사람은 호중구의 항박테리아 활동이 크게 줄어든 것으로 나타났다. 또한 스트레스로 혈중 코티솔 수치가 크게 증가했다. 실제로 고령의 노인이 배우자가 사망한 후 얼마 안 되어 사망하는 일이 심심치 않게 발생한다. 이 역시 배우자를 잃은 상실감 때문에 면역력이 급격히 약화되어 생기는 일이라고 할 수 있다.

우울증 환자는 건강이 나빠져 다른 질병에 걸릴 위험성을 높인다는 연구 결과도 있다. 미국 에모리대학교 의과대학 정신의학–행동과학과의 앤드루 밀러 박사팀은 우울증 환자 14명과 건강한 사람 14명을 20분간 스트레스 상황에 처하게 한 뒤 혈액 검사를 했다. 그 결과 우울증 환자 그룹에서는 염증 반응을 일으키는 단백질의 분비량이 훨씬 높게 나타났다. 이는 동일한 스트레스를 받아도 우울증 환자의 피해가 더 크다는 의미다.[14]

두뇌 면역세포의 변화로 치매 유발

치매 같은 인지장애 역시 면역력의 활동과 관련이 있다. 그동안 이러한 질환은 모두 두뇌의 이상으로 생긴다고 알려졌으나, 최근의 연구에서 면역력과의 연관성을 밝혀냈다. 면역세포 중에는 두뇌 보호를 담당하는 세포들이 있는데, 치매 초기에서 그 세포들의 변화가 관찰된 것이다. 따라서 두뇌와 관련된 면역세포에 문제가 생겨서 치매를 유발한다고 볼 수 있다.

또 아르기나제(arginase)라는 효소가 기억을 담당하는 두뇌 부위에서 활성화되면서 건강한 신경세포를 죽인다는 사실도 밝혀졌다.

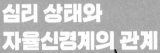

심리 상태와 자율신경계의 관계

| 교감신경이 우세한 경우 | 부교감신경이 우세한 경우 |

| 과립구가 늘어난다. | 림프구가 늘어난다. |

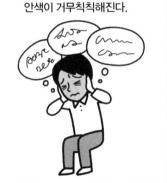

맥박이 빨라지고
안색이 거무칙칙해진다.

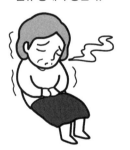

안색이 희고 살이 찐다.
냉증과 같은
혈류 장애가 생긴다.

| 불안하고 초조해서
제대로 활동하지 못한다. | 기력이 없어 제대로
활동하지 못한다. |

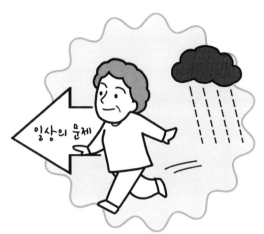

우울증을 치료하려면
약에 의존하지 말고
과로나 스트레스의
원인을 찾아 해결해야 한다.

건강한 노년을 위해서는
적당한 스트레스가
도움이 되기도 한다.

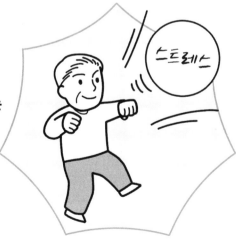

면역력을 높이는 성격,
면역력을 낮추는 성격

성격은 개인을 특정 짓는 지속적이면서도 일관된 사고방식 및 행동 패턴이다. 선천적으로 타고나는 부분도 있지만, 후천적으로 형성된 부분도 있다. 나이가 들수록 성격을 바꾸기가 쉽지 않은데, 이미 수십 년간 그 성격으로 세상을 살아오면서 자신에게 '최적화' 되었기 때문이다.

성격도 면역력에 영향을 미친다. 하지만 면역력과 성격이 반드시 비례하지는 않는다. 예를 들어 '좋은 성격'으로 인정받는 부분 때문에 면역력이 약화될 수 있고, 반대로 주변과 마찰을 일으키는 성격이 면역력에는 도움이 될 수 있다. 즉 '면역력을 위한 완벽한 성격'은 존재하지 않으니 면역력을 약화시키는 성격을 어떻게 극복하느냐를 고민해야 한다.

언제 어디서든 성실한 성격

성실하게 사는 사람은 어떤 순간이든 최선을 다하고 계획적으로 대처한다. 그런 모습 때문에 주변 사람들의 인정과 존경, 부러움의 시선을 받기도 한다. 그러나 성실함이 너무 과한 사람이 있다. 시간 약속은 물론 자신의 하루 일과도 정확히 지키고, 한 치의 실수도 하지 않으려고 노력한다.

이런 모습 때문에 주변 사람들의 인정을 받을 수 있을지 몰라도 면역력에는 큰 도움이 되지 않는다. 실수하지 않으려고 늘 긴장해 있고, 취미생활을 시간 낭비나 사치라고 여기기 때문에 몸과 마음이 이완될 기회가 거의 없다. 그 영향으로 교감신경이 지나치게 활성화되고 부교감신경은 활성화되지 못해 면역력이 떨어지고 만다.

어떤 상황이든 협조적인 성격

주변 상황에 협조적이고 솔선수범하는 사람이 있다. 남에게 폐 끼치는 것을 싫어하기 때문인데, 그러다 보니 윗사람에게 칭찬을 받고 동료에게는 좋은 친구가 되고 후배들에게는 존경할 만한 선배가 된다. 그런데 이런 사람이 암이나 심혈관 질환에 걸릴 확률이 높다. 그 이유는 남과 늘 좋은 관계를 유지하려다 보니 스트레스는 많은데 그로 인한 부정적인 감정을 억누를 가능성이 높기 때문이다.[15]

화가 많은 성격

화를 자주 낸다는 건 마음이 편하거나 웃을 일이 적고 스트레스를 자주 받는다는 뜻이다. 그러면 부교감신경이 활성화되지 못해 면역력이 약화될 수밖에 없다.

무기력한 성격

평소 우울하거나 무기력을 자주 느끼면 기분이 축 처지고 활기가 없다. 이런 경우 부교감신경이 지나치게 활성화되어 면역력에 문제가 생긴다.

혼자 있기를 좋아하는 성격

활발한 인간관계가 꼭 좋은 영향을 주는 것은 아니다. 때로 부정적인 영향도 있기 때문에 혼자 있기를 선택하는 사람들이 있다. 이들은 대체로 자아가 강하고 성격이 냉소적인데, 타인과 부딪히기보다 차라리 마음을 닫아버리거나 타인과의 관계를 회피한다.

하지만 친구가 없어서 외롭고 조직 생활에 적응하기 힘들다면 스스로 불안감에 휩싸일 가능성이 크다. 이런 경우는 늘 부정적인 감정을 안고 있기 때문에 교감신경이 지나치게 활성화되고 면역력이 약화될 수 있다.

움직이는 걸 싫어하는 성격

움직이는 것을 별로 좋아하지 않는 사람이 있다. 운동이 건강에 좋다는 건 알지만 걷기 외에는 운동이라는 걸 하지 않는다. 하지만 운동은 누구나 꼭 해야 한다. 가벼운 운동은 호흡을 깊게 만들고 긴장을 풀어주기 때문에 혈액 순환에 많은 도움이 된다. 또 백혈구의 수를 늘려서 면역력을 크게 향상시킨다.

순간적으로 화를 내지만 잘 푸는 성격

   화를 잘 내지만 풀기도 잘하는 사람이 있다. 차라리 이런 성격이 면역력에는 도움이 된다. 스트레스를 그때그때 풀기 때문이다.

   다만 이런 사람은 주변 사람들과의 화합에 문제가 있을 수 있다. 자주 화를 내니 주변 사람들이 긴장을 하고, 이런 성격을 견디지 못하고 관계를 끊는 경우도 있다.

   면역력에 무조건 좋은 성격이나 무조건 나쁜 성격이란 없다. 그저 성격으로 인한 부정적인 결과를 스스로 해소하며 사는 것이 제일 좋다. 혼자 있기를 좋아하는 성격이라면 마음을 터놓을 수 있는 친구를 한 명이라도 만들고, 지나치게 성실한 성격이라면 자유롭게 생각하고 행동하는 자신만의 시간을 마련하면 된다.

성격이 면역력에 미치는 영향

> 면역력을 위한 완벽한 성격은 없어요. 면역력을 높이기 위한 성격별 관리 방법을 알아보고 실천해요!

성실한 성격

긴장을 내려놓고 취미활동으로 몸과 마음을 이완하자.

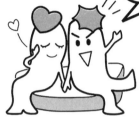

협조적인 성격

감정을 참거나 억누르지 말고 스트레스에 잘 대처하자.

화가 많은 성격

스트레스를 잘 받기에 이완을 돕는 활동으로 부교감신경을 활성화하자.

무기력한 성격

부교감신경이 지나치게 활성화되어 있으니 몸을 움직여 교감신경을 활성화하자.

혼자 있기를 좋아하는 성격

불안과 같은 부정적인 감정을 조심하자.

움직이는 걸 싫어하는 성격

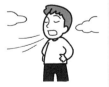

가벼운 운동으로 호흡을 깊이 하자.

순간적으로 화를 내지만 잘 푸는 성격

주변 사람들이 스트레스를 받을 수 있다는 걸 염두에 두자.

면역력을 체크하는
8가지 기준

　우리 몸은 '증상'이라는 징후를 통해 몸속에 생긴 문제를 겉으로 드러낸다. 따라서 느껴지는 이상 증상을 무시하지 않고 면밀히 살핀다면 지금 자신의 몸 상태가 어떤지를 어느 정도 짐작할 수 있다.

　면역력도 이처럼 체크할 수 있는데 ①체온 ②호흡 ③기분 상태 ④얼굴과 혀의 상태 ⑤식욕 ⑥수면 ⑦배변 ⑧자세를 살펴보면 된다. 이 8가지 기준과 관련 증상을 알면 몸에 이상 증상이 나타났을 때 적절한 대책을 마련할 수 있다.

체온의 평균치를 유지하는가?

 가장 중요한 것은 체온이다. 앞에서도 언급했지만, 정상 체온이 유지된다는 것은 세포 내 미토콘드리아가 살아갈 수 있는 최적의 조건이 유지되고 있다는 의미다. 따라서 체온이 36.5℃만 유지되어도 면역 시스템이 원활히 작동하고 있다고 할 수 있다.

 다만, 37℃까지 체온이 올라가면 평소 상태를 감안해서 판단해야 한다. 예를 들어 평소에 37℃까지 체온이 오른 적이 거의 없는데 갑자기 열이 올랐다면 문제가 생겼다고 볼 수 있다. 또 37℃인 상태에서 기운 없이 몸이 축 처지면 분명 문제가 있는 것이다. 하지만 특별한 증상 없이 체온이 37℃라면 문제가 있다고 보기는 힘들다. 평소에 체온을 자주 재서 자신의 평균 체온은 어느 정도인지, 36.5~37℃ 사이를 왔다 갔다 하는 경우는 언제인지를 알아두면 판단하기가 좀 수월하다.

호흡이 편안한가?

 인체는 긴장하면 호흡이 얕고 빨라지는 경향이 있다. 이는 교감신경이 흥분되었다는 증거이며, 이런 상태가 지속되면 부교감신경과의 조화가 깨져서 면역력이 떨어진다. 특히 입으로 호흡을 하면 외부의 이물질이 곧바로 폐로 들어가기 때문에 좋지 않다.

만약 자신의 호흡이 예전보다 다소 빨라지고 얕아졌다는 생각이 들면 크게 심호흡을 몇 번 하면서 몸과 마음을 이완해 호흡이 정상적으로 돌아올 수 있도록 해야 한다.

요즘 기분은 어떤가?

현재의 기분 상태 역시 면역력과 관련이 있다. 기분이 나쁘거나 스트레스를 받는다는 느낌, 무언가에 쫓긴다는 불안감이 지속되면 면역력이 약화될 수 있다.

이럴 때는 원인이 되는 문제를 해결하거나, 문제에 대한 이미지나 해석을 바꿈으로써 부정적인 감정에서 벗어나야 한다.

안색은 어떤가? 혀에 설태가 끼었는가?

얼굴과 혀의 상태는 면역력을 한눈에 확인할 수 있는 방법이다.

우리는 흔히 상대방의 얼굴을 보며 안색을 살핀다. 대체로 피부가 깨끗하고 밝은 기운이 있으면 안색이 좋다고 하고, 다소 거무칙칙하거나 부기가 있으며 안색이 좋지 않다고 말한다. 이러한 차이는 과립구와 림프구의 균형이 깨졌기 때문에 생긴다. 교감신경이 지속적으로 활성화되면 과립구가 과잉되는데, 이때 얼굴이 거무칙칙해진다. 반대로 부교감신경이 지나차게 활성화되면 림프구가 지나치게 늘어나면서 얼굴이 부석부석해진다. 이 둘의 조화 상태를 알고 싶으면 병원에서 '백혈구 분획 검사'를 하면 된다.

혀의 상태도 매우 중요하다. 혀가 촉촉하고 설태가 없으며 붉은색이 선명해야 건강하다고 할 수 있다. 설태는 혓바닥에 끼는 흰색이나 회색, 황갈색의 이끼 모양의 물질이다. 설태가 오랜 기간 끼어 있으면 혀에 염증이 생기는 '설염'으로 발전할 수 있는데, 이 질환으로 병원을 찾는 사람만 한 해에 무려 7만 명 정도 된다.

설염이 있으면 음식을 먹을 때 통증이 느껴지고, 더 심해지면 궤양이 생겨 통증이 악화되고 나중에는 혀의 감각에 이상이 생길 수 있다. 설염의 주요 원인은 피로로 인한 면역력 저하이다.[16]

식욕은 괜찮은가?

식욕도 면역력을 나타내는 직접적인 지표다. '입맛이 없는' 상태가 약 2주 이상에서 한 달 정도만 지속돼도 심각한 상태로 받아들여야 한다.

'입맛이 없다'는 것은 자율신경계의 조화가 깨졌음을 의미한다. 소화기는 자율신경계에 유난히 민감하게 작용하는데, 제일 먼저 '입맛이 없다'는 증상으로 나타난다. 또 스트레스가 지속되면 스트레스 호르몬인 코티솔이 분비되면서 위와 장의 운동이 저하되고 소화효소의 분비가 줄어들면서 식욕부진이 나타난다.

특히 노인들에게 식욕부진은 주의 깊게 체크해야 하는 증상이다. 흔히 노인들의 식욕부진을 '나이가 들어서', '기력이 딸려서'라고 치부하는데, 그렇게 넘길 일이 아니다. 왜냐하면 식욕부진은 영양결핍으로 이어지고, 이는 면역력을 약화시키며, 약해진 면역력은 몸의 활기를 떨어뜨려서 다시 식욕 저하를 부르기 때문이다. 더구나 식욕 저하로 영양을 충분히 섭취하지 못하면 체력도 떨어져서 낙상, 골절, 인지 능력 감소, 빈혈 등으로 이어질 수 있다.[17]

아이들의 경우 평소에 밥 한 그릇을 뚝딱 비우다가 갑자기 음식을 남기거나 식사 시간이 유난히 길어지는 경우, 음식보다 물을 많이 마시는 경우에는 최근 아이에게 있었던 일들을 되돌아보면서 원인을 찾아 개선해야 한다.

충분히 잘 자는가?

수면 시간과 수면 상태도 반드시 체크해야 한다. 의학적으로 수면은 '최고의 면역제', '무료 면역 증진제'라고 불릴 만큼 면역력의 형성과 유지에서 역할이 크다. 사람은 수면을 취하는 동안 손상된 조직이 복구되고, 바이러스와 싸우는 T세포가 강화된다. 또 스트레스 호르몬인 코티솔의 분비가 줄어들고 인슐린 분비가 감소해 면역력 강화에 도움이 된다. 반대로 수면이 충분하지 못하면 각종 만성 염증이 유발되는 것은 물론 감염병, 당뇨병, 동맥경화 등 만성질환의 위험성이 현저히 높아진다.

카네기멜론대학교의 연구팀은 하루 총 수면 시간이 7시간 이하인 사람과 그렇지 않은 사람을 비교 분석했다. 그 결과 하루 수면 시간이 7시간 미만인 사람은 그렇지 않은 사람에 비해 감기에 걸릴 가능성이 3배나 높았고, 수면 시간이 적을수록 최대 5.5배에 이르렀다.[18]

숙면이 면역력에 도움이 되는 이유는 멜라토닌이 분비되기 때문이다. 멜라토닌은 낮에 우리 몸에 생긴 활성산소를 중화 및 해독하고 각종 염증을 줄인다. 이런 이유로 숙면은 암환자에게도 큰 도움이 된다. 숙면하는 동안 다양한 호르몬 분비가 균형을 이뤄 암세포의 증식을 막을 수 있기 때문이다. 다만 잠을 자는 시간이 매우 중요하다. 오후 11시부터 새벽 2시 사이에는 반드시 숙면해야 하는데, 멜라토닌의 70%가 분비되기 때문이다.

숙면을 하면 바이러스 항체 생성에도 도움이 된다. 일주일 정도 매일 8시간씩 숙면을 하면 그렇지 않은 사람에 비해 항체 생성이 월등히 높아진다.

숙면하기 위해서는 매일 규칙적인 시간에 잠자리에 들고, 자기 전에 TV나 스마트폰을 보지 말아야 한다. 그리고 걱정은 숙면의 최대 적인 만큼 '일단 자고 걱정은 내일 하자'는 마음으로 걱정을 빨리 떨쳐내는 게 중요하다.

배변은 잘하는가?

배변 상태를 보면 장의 상태를 알 수 있으며, 장에는 면역세포의 70~80%가 있기 때문에 '배변의 상태는 곧 면역력의 상태'라고 할 수 있다. 특히 변비와 설사는 모두 좋지 않은 징후다.

변비는 장내에 식이섬유가 현저히 부족하면 발생한다. 변비가 시작되었다는 것은 장내에 유해물질이 쌓이고 소화되지 못한 음식물이 가득하다는 의미이다. 그러면 장에는 염증이 생기고, 그 시간이 길어질수록 변이 내뿜는 독소가 몸에 쌓여서 염증은 더 심해진다. 이런 상태를 방치하면 면역력에도 치명적일 수밖에 없다.

설사 역시 장 건강에 좋지 않다. 음식을 잘못 먹어서 생기는 일시적인 설사는 자연스럽게 치유되지만, 수개월간 지속된 만성적인 설사는 장에 염증이 있다고 볼 수 있다. 설사가 지속되면 정상적인 소화 과정이 방해를 받아 섭취한 영양소를 인체가 충분히 흡수하지 못한다.

변비와 설사는 스트레스와도 관련이 깊다. 특히 아이들은 매우 예민해서 스트레스를 받으면 장의 기능이 나빠져 변비와 설사를 반복적으로 할 수 있다.

자세는 바른가?

건강에 있어서 '척추의 중요성'을 간과하는 경우가 많다. 그도 그럴 것이, 척추는 거울로 비춰서 봐도 잘 보이지 않고, 손이나 발처럼 일상에서 사용하는 일이 없어 보이기 때문이다.

하지만 척추 안에는 '척수 신경'이 존재한다. 척수는 운동신경, 감각신경, 자율신경 등 온갖 신경이 흐르는 통로다. 이 통로를 통해서 두뇌가 보내는 각종 신호가 몸의 각 기관으로 전달된다. 만약 척추가 굽어 있거나 문제가 생기면 이 신호가 전달되지 않아 면역 시스템이 제대로 가동되지 않을 수 있다. 더구나 척추가 곧지 않으면 신경과 혈관이 눌려서 혈액 순환이 원활하지 못하다. 따라서 자세가 얼마나 바른지, 척추가 곧게 펴져 있는지, 한쪽으로 기울어져 있지는 않은지를 살펴야 한다.

노인들과 아이들은 더 세심하게 살펴야 한다. 노인들은 근력이 감소됐기 때문에 척추를 곧게 세울 힘이 부족하다. 이럴수록 의식적으로 자세를 바르게 해야 한다. 아이들은 자신이 의식하지 못한 상태에서 몸이 구부정해질 수 있다. 특히 스마트폰, 패드를 가지고 놀다 보면 몸은 자연스럽게 수그러지고 목도 굽어지니 바른 자세를 유지할 수 있게 지도해야 한다.

내 몸의 면역력 체크하기

느껴지는 증상으로 면역력의 상태를 알 수 있어요!

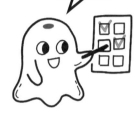

체온

평소 체온의 평균치를 잘 살피자.

호흡

호흡이 빠르고 얕다면 몸과 마음을 이완하자.

기분 상태

스트레스로 인한 부정적인 감정을 조심하자.

얼굴과 혀의 상태

안색은 어떤지, 혀에 설태가 끼었는지를 살피자.

식욕

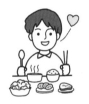

입맛이 없다는 건 자율신경계의 조화가 깨진 것이다.

수면

하루에 7시간 이상, 규칙적인 시간에 푹 자야 한다.

배변

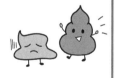

배변 상태는 곧 면역력의 상태다. 변비와 설사에 주의하자.

자세

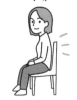

구부정한 자세는 면역력을 떨어뜨린다.

PART 3

면역력을 높이면
암도 두렵지 않다

암에 걸렸다는 건 면역 시스템이 더 이상 암세포를 억제하지 못할 만큼 최악의 상태라는 의미다. 이 정도 몸 상태에서는 암세포가 그 어떤 견제도 받지 않고 마음껏 증식하고, 산소가 없어도 증식을 멈추지 않는다. 병원에서는 암을 치료한다며 수술, 항암제 투여, 방사선 치료라는 '3대 암 치료법'을 권장하지만 이로 인해 건강한 세포의 생태계마저 화학적 변화를 겪으면서 우리 몸은 심각한 손상을 입고 만다. 그렇다면 암은 어떻게 대처해야 할까? 가장 효과적이면서 우선적으로 해야 할 일은 면역력을 키우는 것이다. 일상에서의 손쉬운 실천으로 면역력을 강화한다면 암과 대적할 수 있는 '기적의 신약'을 먹은 것과 같은 효과를 볼 수 있다.

암환자가
늘어나는 진짜 이유

암환자가 늘고 있다는 소식이 끊이지 않는다. 그런데 여기에는 한 가지 착시 현상이 작용한다. '암환자가 늘고 있다'는 사실만 보면 암이 점점 더 강력해지는 것 같고 인간은 암 앞에 한없이 작은 존재처럼 느껴지지만, 암환자가 늘어나는 것은 암이 강력해져서가 아니라 그럴 수밖에 없는 외부 조건이 발생했기 때문이다.

첫 번째 외부 조건은 '고령화'다. 의학 기술이 발달하고 사람들마다 건강을 지키려는 노력을 하다 보니 평균 수명이 점점 늘어나고 있다. 이 말은 '암에 걸릴 확률이 높은 사람들이 늘고 있다'는 것을 의미한다. 예를 들어 수영을 하다 익사할 확률이 10%라고 하자. 만약 100명이 수영을 하면 10명밖에 죽지 않지만 1,000명이 수영을 하면 100명이 죽는다. 숫자만 본다면 익사자가 엄청나게 폭증

한 것처럼 보이지만 익사할 확률 10%는 변함이 없다. 고령화에 의해 암에 걸리는 사람이 늘어나는 것도 이와 다르지 않다.

두 번째 외부 조건은 '급속도로 발달한 의학 기술'이다. 과거에는 의료 기기의 정확도가 떨어져서 작은 암세포는 찾아내지 못하는 경우가 많았다. 그런데 지금은 CT나 MRI를 이용해서 아주 작은 암세포도 잘 찾아낸다. 그리고 작은 암세포라도 발견된 사람에게는 무조건 '암환자'라는 딱지를 붙인다. 암은 우리 몸속에서 생겼다가 없어지기를 반복해 작은 암은 자신도 모르는 사이에 인체의 면역 시스템에 의해서 얼마든지 사라질 가능성이 있는데, 단지 '지금 암세포가 있으니 암환자다'라는 논리다. 그러니 암환자의 수는 점점 더 많아지는 것이다.

암환자가 늘어난다고 해서 자신이 암에 걸릴 확률이 늘어나는 것은 아니다. 면역력을 키우는 노력을 꾸준히 한다면 암에서 멀어질 수 있다.

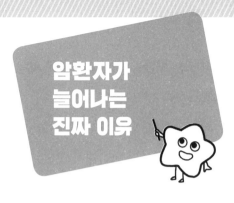

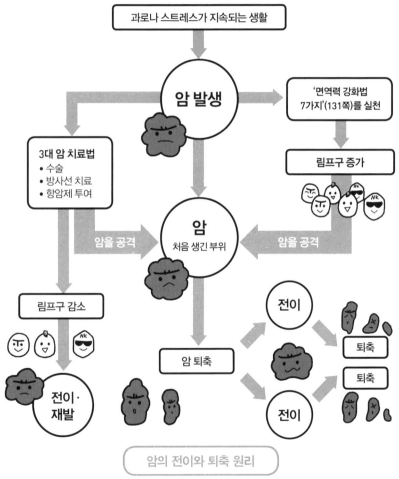

암환자가 늘어나는 진짜 이유

과로나 스트레스가 지속되는 생활

암 발생

'면역력 강화법 7가지'(131쪽)를 실천

3대 암 치료법
• 수술
• 방사선 치료
• 항암제 투여

림프구 증가

암을 공격

암
처음 생긴 부위

암을 공격

림프구 감소

암 퇴축

전이

퇴축

퇴축

전이·재발

전이

암의 전이와 퇴축 원리

106

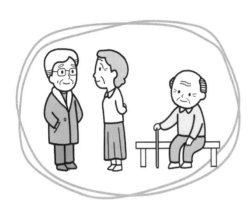

암환자의 증가 원인은
두 가지다.
첫째는 고령화이고,
둘째는 작은 암세포까지
찾아내는 의학 기술의
발달이다.

현대의학의
3대 암 치료법은
환자의 면역력을
중시하지 않는다.

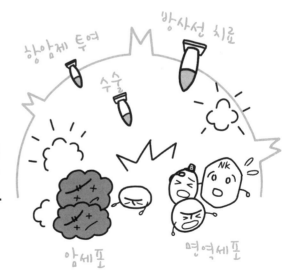

3대 암 치료법의
최악의 결과

암 진단을 받은 환자들에게 의사들은 3대 암 치료를 받으라고 권하고, 암환자는 '죽을 병'에 걸렸다는 생각에 이를 이의 없이 따른다. 그렇게 해서 바로 수술 날짜가 잡히고 항암제 투여와 방사선 치료도 동시에 진행된다. 이 과정은 너무도 순식간에 진행되어 환자는 '이 방법이 과연 옳은가' 하는 생각도 미처 하지 못한다.

하지만 이미 오래 전 자연의학이 발달하면서 이러한 3대 암 치료법에 대해 근본적인 의문이 제기되어왔다. 3대 암 치료법은 암을 근본적으로 치유하는 것이 아니라, 환자의 체력과 면역력을 극도로 저하시켜 오히려 암을 악화시킨다는 것이다. 그러므로 암에 걸리면 바로 3대 암 치료를 시작할 것이 아니라 면역력을 강화하기 위한 노력을 먼저 해야 한다.

암세포를 죽이려다 정상 세포까지 죽이는 3대 암 치료법

암은 최첨단의 현대의학으로도 여전히 정복되지 않고 있다. 그렇다고 암이 발생하는 근본 원리조차 밝혀내지 못한 것은 아니다. 현대의학이 밝힌 암이 발생하는 직접적인 원리는 매우 간단하다. 바로 '돌연변이 세포'다.

60조~100조 개의 세포로 이루어진 우리 몸은 계속해서 낡은 세포가 죽고 새로운 세포가 생겨나는 과정을 겪으며 생명을 유지한다. 이러한 세포 증식, 즉 세포의 성장과 분열을 촉진하는 것이 바로 '원발암유전자(proto-oncogene, 암 유전자의 원형)'다. 그런데 교감신경의 지나친 활성화가 지속되면 세포가 계속해서 파괴되어 그만큼 자주 원발암유전자가 세포 증식에 대한 명령을 내린다. 문제는 이 과정에서 원발암유전자에 돌연변이가 일어나 암 유전자가 되고, 세포는 암 유전자의 명령에 반응해서 증식한다. 이것이 암의 시작이다.

이렇게 만들어진 암세포는 원래는 정상 세포로부터 생겨났지만 정상 세포와는 확연하게 다른 몇 가지 특징을 보인다. 우선 세포분열이 '제어'되지 않는다. 일반적으로 건강한 세포는 호르몬이 있는 상태에서만 분열하면서 건강하게 성장해나가는데, 암세포는 호르몬 없이도 무한 증식한다. 뿐만 아니라 주변으로 암세포를 퍼뜨린다. 물론 면역력이 좋을 때는 암세포의 증식 역시 충분히 막아낼 수 있지만, 면역력이 붕괴되면 암세포는 거침없이 자신을 복제해 나간다. 그래서 현대의학은 수술, 방사선 치료, 항암제 투여라는 3가지 방법으로 암세포를 없애려는 것이다.

하지만 이런 방법들은 매우 근시안적인 대처라고 할 수 있다. 예를 들어 수술을 통해 암세포가 점령한 부분을 절제할 수는 있지만, 암세포가 생긴 근본 원인을 제거하지 않으면 이러한 돌연변이 암세포는 계속해서 생길 수밖에 없다. 더군다나 수술 자체가 우리 몸에는 엄청난 스트레스로 작용하기 때문에 환자의 체력과 면역력은 급격하게 떨어진다.

방사선 치료를 하면 암세포가 파괴되지만, 그 과정에서 정상 세포까지 파괴되고 과립구가 급격하게 늘어난다. 과립구가 늘어나면 체내에 활성산소가 늘어나 다시 정상 세포를 공격한다. 즉 건강한 세포는 방사선에 의해서 한 번, 늘어난 활성산소에 의해서 또 한 번 공격을 받는다. 이 과정에서 면역력 강화에 도움이 되는 림프구도 함께 줄어든다. 이런 상태에서 암이 재발하면 림프구가 암세포와 싸울 힘이 더 이상 남지 않는다. 항암제 투여 역시 암세포를 제거할 수는 있지만 암세포와 싸워야 할 림프구를 감소시킨다.

무시하지 못할 3대 암 치료법의 부작용

3대 암 치료법은 '암세포의 사멸'이라는 선한 목적을 가지고 있지만, 그 과정에서 환자의 체력을 극도로 저하시키고 정신적으로 매우 큰 스트레스를 주는 것이 사실이다. 특히 방사선 치료의 부작용 중 탈모 현상은 환자들에게 큰 충격이자 스트레스로, 겪어보지 않은 사람은 쉽게 이해하지 못할 정도다.

항암제 투여는 위의 상피세포를 파괴해 소화 기능에도 문제를 일으킨다. 소화 기능에 문제가 생기면 환자의 일상은 고통으로 얼룩진다. 면역력이 강해지려면 영양을 충분히 섭취해야 하는데 소화가 원활하지 않으니 환자는 오히려 먹는 것을 두려워하고 스트레스를 받게 된다.

3대 암 치료법을 받는 과정에서 겪는 저체온도 큰 문제를 일으킬 수 있다. 항암제 투여와 방사선 치료는 우리 몸의 정상적인 대사를 방해하기 때문에 자율적으로 이루어지는 발열 작용을 억제하고 저체온을 초래한다. 저체온에 빠진 몸은 혈액 순환이 느려지고, 다시 대사 작용을 방해하게 된다.

'항암'이라는 긍정적인 이미지

이렇게 많은 부작용이 있음에도 불구하고 암 진단을 받은 환자들이 3대 암 치료를 자연스럽게 받아들이는 이유는 의학적 지식이 부족한 데다 전문가 집단인 의사와 병원을 절대적으로 신뢰해 그들의 말을 비판 없이 받아들이기 때문이다. 한마디로 암 치료에 대한 사고가 마비되는 것이다.

'항암제(抗癌劑)'라는 말이 풍기는 긍정적인 뉘앙스도 영향이 있다. '항암'이라고 하니 왠지 암에 대항해서 우리 몸을 지켜줄 것 같고 생명 유지에 도움이 될 것 같은 막연한 기대감이 드는 것이다.

하지만 항암제로 사용되는 대부분의 약물들은 '대사 저해제'라고 해도 될 만큼 몸에 해롭다. 약 50년 전, 약물로 암을 치료한다는 아이디어가 처음 제기되었을 때 의사들은 약물의 독성이 워낙 강해 치료제로 사용할 수 있을까를 의심했다고 한다. 하지만 이런 독성 강한 약물들은 어느덧 '항암제'라는 그럴듯한 이름으로 포장되어 현재까지 이어지고 있다.

일부 전문가들은 '항암제'가 아니라 오히려 '발암제'라고 말한다. 이런 약물들은 림프구를 억제하는 힘이 강해서 면역의 정상적인 활동을 방해하기 때문에 '면역 억제제'나 다름없다.

이러한 약물들이 암 치료에 여전히 쓰이는 이유는 무엇일까? 그 이유는 3대 암 치료를 받은 암환자들 중 최소 20~30%는 그 효과를 보기 때문이다. 암세포의 사멸을 유도할 수 있고, 일단 퇴원해서 정상적인 생활이 가능한 수준까지 회복되는 것이다. 그래서 병원과 의사는 20~30%의 가능성을 '희망의 기준'으로 삼고 있다. 그러나 이들을 제외한 70~80%의 환자들은 항암제의 효과를 보지 못하고 오히려 암이 더 악화되는 상황을 맞는다.

3대 암 치료를 받고 호전된 환자들도 100% 완치됐다고는 할 수 없다. 재발 가능성이 있기 때문이다. 3대 암 치료 과정에서 면역 시스템의 기능이 심각하게 나빠졌기 때문에 암의 재발을 억제할 수 있는 능력이 별로 없다고 할 수 있다.

암을 치료하는 결정적인 수단은 면역력이다. 그러니 병원에서 암 진단을 받으면 서둘러 3대 암 치료를 받을 것이 아니라, 우선 면역력을 약해지게 한 습관을 개선함으로써 면역력을 강화하고 스스로 암을 이겨내겠다는 의지를 다지는 것이 암 치료에 더 도움이 된다.

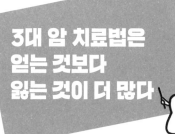

3대 암 치료법은
얻는 것보다
잃는 것이 더 많다

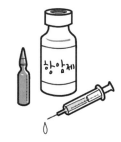

항암제는 암세포뿐만 아니라
암세포를 공격하는
림프구까지 감소시킨다.

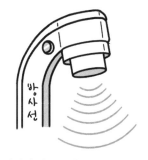

방사선 치료로 세포가 파괴되면
과립구가 늘어나서 활성산소에 의해
정상 세포까지 공격받는다.

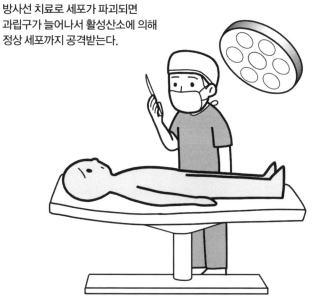

수술로 신체에 상처가 생기는 것은
매우 큰 스트레스를 유발한다.

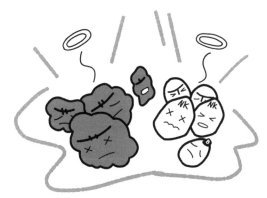

암세포를 죽이거나
손상시키는 3대 암 치료는
정상 세포까지 손상시켜서
환자의 면역력을 빼앗는다.

3대 암 치료로
림프구가 줄어들면
암이 재발했을 때
암세포에 대항할
기력이 남지 않는다.

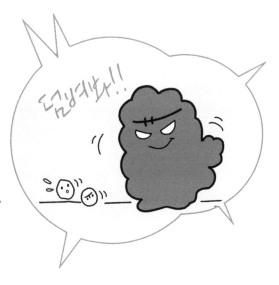

면역력을 강화하는
삶의 태도

3대 암 치료법이 우리 몸에 좋지 않은 영향만 주기에 우리는 3대 암 치료를 받지 않고도 암을 이겨낼 수 있게 면역력을 관리해야 한다. 면역력은 매일의 습관을 통해 길러지며, 이러한 습관은 삶을 대하는 태도에서 기인한다. 즉 우리가 어떤 마음으로 살아가느냐에 따라 습관이 결정되고, 결과적으로 면역력에도 영향을 미친다.

타인과의 관계를 주의하라

면역력은 순전히 자신의 몸에서 일어나는 일이지 타인과는 관계가 없다고 생각할 수 있지만, 대부분의 스트레스는 타인과의 관계에서 시작된다. 게다가 자신이 주는 스트레스는 어떤 방법으로든 이겨낼 수 있지만, 타인과의 관계에서 받은 스트레스는 혼자 힘으로 조절하기 힘들다. 그러니 타인과 평온한 관계를 맺도록 노력하고, 타인과의 관계에서 문제가 생기더라도 너무 고민하지 않는 것이 좋다.

몸을 쾌적하게 유지하라

면역력은 몸이 쾌적함을 느낄 때 잘 유지된다. 따뜻한 물로 목욕을 하면 혈액 순환이 잘되어 개운하고, 적당히 먹으면 포만감이라는 불쾌감을 겪지 않는다. 매일 최소 30분 이상 운동하거나 햇볕을 쐬면 적당하게 땀이 나면서 몸이 가벼워진다. 심호흡을 해서 몸에 산소가 충분히 공급되면 미토콘드리아가 살기 좋은 환경이 만들어진다. 이러한 모든 행위는 몸과 마음을 이완시킴으로써 부교감신경을 활성화해 면역력을 높인다.

암에 대한 공포에서 벗어나라

암은 심하면 목숨을 빼앗을 수 있는 무서운 질병이지만, 그렇다고 지나친 공포감을 가질 필요는 없다. 암은 불치병이 아니기 때문이다. 특히 초기 암은 면역력을 높이는 생활을 한두 달 이상 꾸준히 하면 극복될 수 있다. 말기 암인데도 면역력을 높이는 생활로 암을 이겨내는 사람들도 있다. 암에 대해 걱정하고 근심하는 마음이 몸을 긴장하게 만들고 교감신경을 자극해서 면역력을 약해지게 하니 암 진단을 받았더라도 낙관적인 생각을 해야 한다. 그래야 암에서 벗어날 가능성이 높아진다.

3대 암 치료, 신중하게 결정하라

의사가 3대 암 치료를 권할 경우 바로 응할 필요는 없다. 어차피 입원과 치료방식의 최종 결정권은 환자 자신에게 있기 때문이다. 3대 암 치료는 우리 몸의 면역 체계를 붕괴시키기 때문에 설사 암이 없어진 듯 보여도 암이 재발할 가능성이 크다. 다만 항암제 투여는 특정 항암제가 암에 대한 감수성이 높을 때, 즉 치료 확률이 상당한 수준일 때라면 받을 수 있다. 반면, 방사선 치료는 치료가 끝난 뒤에도 세포의 변형이 계속 되는 만큼 신중하게 결정해야 한다.

암 수술 결정 전 고려해야 할 것들

3대 암 치료법 중에서 가장 쉽게 접근할 수 있는 방법이 바로 수술이다. 방사선 치료나 항암제 투여는 우리 몸에 화학적 변화를 일으킨다는 점에서 부작용이 우려되지만, 수술로 암세포가 있는 부위를 도려내는 것은 이후에 전이가 이루어진다고 하더라도 암에 훨씬 효과적으로 대응할 수 있기 때문이다.

그러나 암 수술을 결정할 때도 감안해야 할 점이 있으며, 수술 후 치료 확률을 더욱 높이기 위해 반드시 해야 할 것도 있다. 암 수술을 결정해야 하거나 이미 계획되어 있다면 환자들은 무엇을 해야 할까?

80세가 넘었다면 차라리 면역력 강화에 신경 쓰기

암 수술을 할지 말지를 판단할 때는 '암세포 제거가 쉬운가'를 고려해야 한다. 물론 이러한 판단은 대체로 의사들이 하지만, 환자도 자신의 몸 상태를 알고 있으면 수술 여부를 판단할 때도 이후의 상황에 대처할 때도 큰 도움이 된다.

암세포의 제거 난이도를 보면, 두뇌에 생긴 암은 제거하기가 극히 어렵고, 췌장암도 쉽지 않다. 반대로 위암이나 대장암은 비교적 제거하기가 쉬운 편이다. 대장암의 경우 대장이 길기 때문에 일부를 절제하더라도 일상에서 큰 지장을 받지 않을 뿐만 아니라 수술 후에 건강을 되찾을 가능성이 높다.

나이도 고려해야 한다. 만약 80세가 넘었다면 암 수술은 피하는 것이 좋다. 노화할수록 에너지의 대사 속도가 느려지고 암의 성장 속도도 느려지기 때문에 차라리 면역력을 강화하는 편이 훨씬 효과적이다. 또 고령의 노인이 수술을 받으면 기력이 소진되어 상당 기간 간호를 받아야 하고, 한번 쇠약해진 체력을 되살리기가 쉽지 않다. 암 수술을 했다가 오히려 면역력이 떨어져서 재발의 위험성을 안고 사는 경우도 많다. 하지만 면역력을 높이면 암도 이길 수 있고, 이후 일상에서 각종 질병과 맞서 싸울 힘도 생긴다.

암 수술의 성공률을 높이는 수술 전 운동

암 수술을 하기로 결정했다면 본격적으로 '수술 전 운동'을 실천해야 한다. 이때의 운동은 단순히 '수술을 위해 체력을 기른다'는 의미를 넘어 암 수술 및 치료의 성공률을 높이고, 빨리 회복되게 하며, 수술 후에 생길 수 있는 부작용을 줄인다는 의미가 있다. 심지어 혹시 생길지 모를 사망의 위험성도 감소시킨다. 물론 암 진단을 받아 수술할 정도라면 무기력하고 피로감이 극도로 높은 상태일 수 있다. 이는 몸에 분비되는 염증 물질 등이 원인이지만, 이럴수록 더 운동을 해야 한다. 만약 피로하고 무기력하다는 이유로 운동을 하지 않으면 암 수술의 좋은 예후를 기대하기 힘들다.

전문가들은 암 수술을 앞두고 있다면 최소 2주 이상 꾸준히 운동을 하고, 일주일에 최소 3회 이상 50~90분씩 운동하라고 권한다. 운동 강도는 유산소운동을 중심으로 하되 가슴이 두근거릴 정도가 적당하다. 이는 일반인의 운동 기준보다 다소 높은데, 수술에 대비해 좀 더 강한 체력을 키워야 하기 때문이다.

다만 운동을 할 때는 사전에 의사와 반드시 상의해야 한다. 만약 항암제 투여도 하고 있다면 과도한 운동이 오히려 신체에 부담을 줄 수 있기 때문이다.[19]

수술 후 재활 운동도 필수

수술 후에는 후유증을 이기기 위해서라도 재활 운동을 병행해야 한다. 특히 관절 운동이 필수다. 몸을 구부리거나 젖히는 동작을 통해 근육과 뼈가 잘 움직일 수 있게 하고, 신경학적 문제가 발생할 것에 대비해 운동으로 기능을 다시 활성화해야 한다.

수술 전후의 운동 계획을 세울 때는 의사에게 적극적으로 상담을 요청해서 운동 계획을 세우는 데 참고해야 한다. 암환자는 통증을 느끼고 체력까지 저하된 상태이므로 섣불리 운동을 했다가 또 다른 질병을 얻을 수 있기 때문이다.

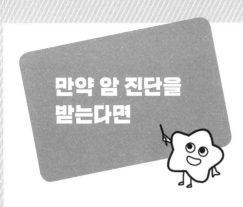

만약 암 진단을 받는다면

갑작스러운 암 진단

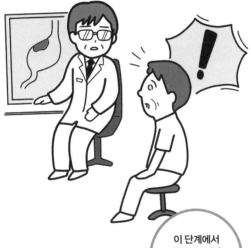

위암이군요.
수술해야 합니다.

이 단계에서
잘못된 습관을
바로잡아야
합니다.

암 진단을 받은 환자의
마음 변화

1. 부정

아니야, 그럴 리가 없어.

2. 분노

왜 하필 나한테 암이 생긴
거야, 내가 뭘 잘못했다고.

3. 타협

당장 담배를 끊으면
암이 사라질 거야.

4. 우울

더 살아봤자
아무 희망도 없어.

5. 수용

남은 인생 열심히 살아야지.

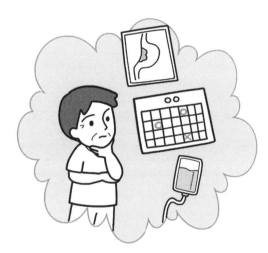

수술로 쉽게
제거되는 암이라면
수술을 받고
건강을 되찾으면 된다.
그러나 이 경우에도
수술 방법과 암의 부위,
나이를 고려해서
결정해야 한다.

암의 재발을 막으려면
잘못된 습관부터
바로잡아야 한다.

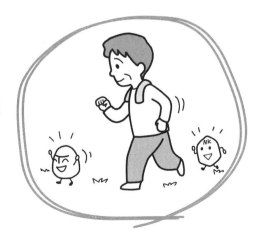

암과 멀어지는
7가지 면역력 강화법

대부분의 사람들에게 암은 '공포의 질병'이다. 이미 사람들은 '말기암이면 죽음을 피하기 힘들고, 3대 암 치료를 받으면 탈모가 생기면서 몸이 극도로 힘들다'고 알고 있다. 수술이 잘되더라도 재발의 가능성이 높아 늘 공포심을 안고 사는 것이 현실이다. 그러니 사람들이 암을 두려워하는 것도 무리는 아니다.

하지만 고령임에도 암과 상관없이 살아가는 사람들이 많다. 이런 사람들은 특별한 식이요법을 하지도 않고, 예민하게 음식을 가려 먹지도 않는다. 또 음주와 흡연을 오래 했지만 폐암이나 간암에 걸리지 않은 사람들이 있는 반면, 음주와 흡연을 전혀 하지 않는 사람이 폐암이나 간암에 걸리는 경우도 있다. 이런 차이는 어디에서 오는 것일까?

어떻게 하면 암에 관한 걱정이나 두려움으로부터 자유로워질 수 있을까?

과로하지 않기

암에서 멀어지는 가장 중요하면서 쉬운 습관은 과로하지 않는 것이다. 그러려면 일을 열심히 하되 반드시 휴식을 취해야 한다. 과로 상태는 교감신경을 극도로 활성화해 부교감신경과의 균형을 무너뜨리고 면역력을 약화시킨다.

과로는 그 자체로 '과로사'를 유발하기도 하지만, 암에 대한 취약성까지 높인다는 점에서 반드시 주의해야 한다. 물론 직장의 환경이나 개인적인 상황 때문에 어쩔 수 없이 과로해야 할 수도 있는데, 그럴수록 자신만의 휴식 방법을 반드시 마련해야 한다.

걱정과 불안은 빨리 떨쳐내기

암에서 멀어지는 두 번째 습관은 걱정과 불안을 떨쳐내는 일이다. 살면서 걱정할 일은 끊임없이 생기지만, 지나치게 걱정에 몰두하는 습관은 심리적 스트레스로 작용해 암의 원인이 될 수 있기 때문이다.

걱정은 과로 못지않은 부작용을 만들어낸다. 미국 MD앤더슨 암센터 종신교수이며 서울대학교 초청교수인 김의식 박사는 국내 언론과의 인터뷰에서 이런 이야기를 했다.

"MD앤더슨 암센터에는 전 세계에서 환자들이 옵니다. 물론 한국 환자들도 있지요. 그런데 한국에서 온 환자들의 치료가 가장 어렵다고 해요. 한국 환자들은 다른 나라 사람들에 비해 근심과 걱정이 너무 많고 잠을 제대로 못 자니 치료 효과가 제대로 나타나지 않습니다. 또한 치매 등의 유병률이 매우 높은 것으로 알려져 있습니다."[20]

걱정한다고 해서 문제가 해결되지 않는다. 걱정해서 문제가 해결된다면 애초에 걱정할 필요조차 없는 일이었을 것이다. 그러니 걱정은 하되 그 걱정에 오래 머물지 않도록 방법을 마련해야 한다.

실제로 면역력은 마음 상태에 따라 '즉각적'으로 반응한다. 이와 관련된 매우 흥미로운 실험이 있다. 미국 오하이오주립대학교 의과대학에서는 부부 42쌍의 피부에 작은 상처를 낸 뒤 대화를 나누게 했다. 몸에 상처가 나면 면역세포들이 상처 치유 활동을 펼치는

데, 이때 부부에게 다정히 대화를 하게 하니 면역력이 정상적으로 작동했다. 그런데 부부에게 서로에 대한 불만을 말하게 하자 백혈구의 활동이 저하되고, 170개 유전자들이 영향을 받았는데 그 가운데 치유와 관련 있는 100개 유전자들의 활동이 완전히 멈추고 말았다.[21] 피부의 작은 상처와 부부 간의 불만 섞인 짧은 대화만으로 이러한 결과가 나타났다는 사실이 매우 놀랍다.

마음 편해지는 취미활동 즐기기

암에서 멀어지는 세 번째 습관은 몸과 마음을 이완시키는 취미활동을 하되 자연과 예술을 가까이 하는 것이다.

몸을 많이 써서 건강을 유지할 수 있는 취미도 좋지만, 마음이 편해지는 명상도 면역력에 좋다. 매사추세츠종합병원 벤슨-헨리 심신의학연구소의 연구에 따르면, 명상이나 요가를 한 번 하는 것만으로도 면역 기능이 향상되고 에너지 대사, 인슐린 분비 관련 유전자들의 활동이 좋아진다. 그 효과가 즉각적이라 연구팀은 이를 '기적 같은 변화'라고 말했을 정도다.

예술 활동은 일상의 복잡함에서 빨리 벗어날 수 있는 방법으로,

영화를 보거나 회화나 조각 작품을 감상하는 것만으로도 마음이 편해지고 일상에서 탈출하는 즐거움을 맛볼 수 있다. 자연을 가까이 하고 음악이나 예술로 오감을 자극해서 얻는 크고 작은 감동들은 무미건조한 삶을 생동감 있게 바꿔준다.

균형 잡힌 영양 섭취하기

영양을 골고루 섭취하는 것은 암 예방 이전에 하루를 활기차게 해주는 습관이다. 음식을 섭취할 때는 지나치게 짠맛, 단맛, 매운맛에 대한 욕구를 버리고 식사를 약이라고 생각하면서 몸이 필요로 하는 식사를 해야 한다. 특정 맛에 편중된 식사는 영양의 불균형을 초래해 면역력 약화로 이어질 수 있다.

잠을 충분히 자기

잠을 충분히 자는 것은 두말할 필요 없는 '면역력의 보약'이다. 잠을 충분히 못 자면 면역세포의 기능과 수가 급격히 줄어들고, 하루 5시간 이하로 잠을 자면 면역력에 최악의 영향을 미친다.

몸을 많이 움직여 운동하기

몸을 움직여 활동을 하면 혈액 순환이 잘되고, 이 과정에서 면역 세포가 혈액을 타고 몸 구석구석으로 이동한다. 꼭 헬스장에 가야만 운동이 되는 것은 아니다. 햇볕을 받으며 야외에서 활동을 하면 효과가 더 좋지만 실내에서 운동을 해도 충분하다. 운동을 과하게 할 필요도 없다. 땀이 '촉촉히 날 정도'면 충분하다.

신뢰하는 사람들과 교제하기

믿을 만한 사람들과 원만하게 지내며 소리 내어 크게 웃는 것은 행복한 삶을 위한 조건 중 하나이다.

시카고대학교와 캘리포니아 의과대학교의 연구팀이 18~55세의 성인 276명을 조사한 바에 따르면 정기적으로 만나는 6명 정도의 대화 상대가 있는 사람은 그렇지 않은 사람에 비해 감기 바이러스에 대한 저항력이 무려 4배나 높았다. 믿을 만한 사람들과의 정기적인 교제는 면역력 향상에 도움이 된다는 것이다. 심지어 어떤 전문가들은 '약(藥)보다 면역력에 더 좋은 효과를 발휘하는 것이 바로 인간관계다'라고 말한다.[22]

암은 잘못된 습관의 실체이며 결과임을 알고 왜 생활 속에서 습관을 바꾸어 면역력을 키워야 하는지, 또 그것이 얼마나 중요한지 깨달아야 한다. 암은 그동안의 습관과 그것을 지배했던 삶의 태도를 스스로 바꿀 수 있는 소중한 기회이다. 암에 좋은 '기적의 신약'을 찾을 필요도 없다. 암과 멀어지는 일상에서의 작은 습관들로 면역력을 강화하는 것이 암을 이기는 '기적의 신약'이다.

7가지
면역력 강화법

면역력의 힘!

01
과로하지 않는다.

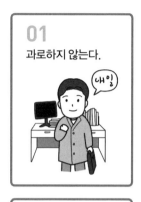

내일

02
걱정거리가 있어도 너무
오래 고민하지 않는다.

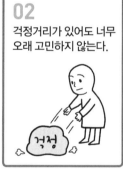

걱정

03
취미활동으로 마음을
느긋하게 갖는다.

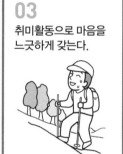

04
영양을 고루 섭취한다.

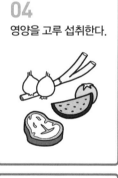

05
잠을 충분히 잔다.

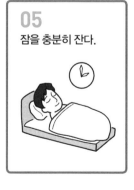

06
몸을 움직여 운동한다.

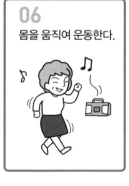

07
사람들과 원만하게
지낸다.

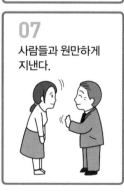

참고 문헌(본문 인용 도서)

1   송영구, '전염병의 역사는 진행 중', 대한내과학회지 제68권 제2호, 2005년

2   네이버 지식백과 내 동물학백과

3   네이버 지식백과 내 분자·세포생물학백과

4   대외협력팀, '알아두면 쓸모 있는 미토콘드리아와 암', UNIST Magazine,
    2017년 11월 22일

5   임유, '미토콘드리아에서 희귀질환 치료 해법 찾는다', 한국경제,
    2019년 5월 27일

6   코너우드먼, '면역계의 구분과 면역학의 역사', data-travel.tistory.com,
    2017년 11월 7일

7   하상준, '우리 몸을 지키는 군대, 면역 시스템', 제8회 경암 BIO Youth Camp,
    한국분자·세포생물학회

8   김연지, '일동제약, 장 건강 지수 GQ 개발', it.chosun.com, 2019년 10월 29일

9   오철우, '마음의 스트레스와 몸의 면역질환 연관 있다', 한겨레,
    2018년, 6월 21일

10 이의준, 《면역의 반란, 자가면역질환 한방으로 고친다》, 느낌이있는책,
    2010년 6월

11 김상원, '자가면역질환을 치료하는 놀라운 식이요법에 대해', 우버人사이트,
    2020년 7월 29일

12 신현정, '스트레스 장내 세균 통해 자가면역질환 유발', 메디컬투데이,
    2019년 5월 19일

13 황민규, '우울증은 마음의 병이 아니라 뇌의 염증이다?', 조선비즈,
    2020년 5월 8일

14 '우울증·스트레스 동시다발 면역반응 과잉 초래', 치의신보, 2006년 9월 14일

15 변광호, 《E형 인간, 성격의 재발견》, 불광출판사, 2017년 9월

16 신재우, '만성피로에 면역력 저하… 설염 환자 한 해 7만 명', 연합뉴스,
2017년 2월 21일

17 박주호, '입맛 떨어진 노인, 면역력 저하로 질병 부른다', 국민일보 쿠키뉴스,
2011년 1월 5일

18 유대형, '감염 공포… 최고 면역제 잠으로 잡는다', 헬스조선,
2020년 2월 28일

19 김수진, '암 수술 앞두고 있다면 운동 필수… 사망률 줄여', 헬스조선,
2019년 11월 26일

20 김성환, '한국 암환자들의 특성은 다른 나라 사람들에 비해 근심과 걱정이 많다
는 것', 클리닉저널, 2019년 5월 10일

21 이송미, '영화 한 편 봤는데, 어떻게 면역력이 강해졌지?', 헬스조선,
2020년 3월 13일

22 정시행, '藥보단 인간관계가 면역력에 도움', 조선일보, 2011년 11월 16일

감기부터 암까지 모든 질병을 이기는
면역력의 힘

초판 1쇄 발행 2021년 1월 18일
초판 2쇄 발행 2021년 8월 30일

지은이 전나무숲 편집부
펴낸이 강효림

기획·정리 이남훈
편집 곽도경
디자인 채지연
일러스트 주영란
마케팅 김용우

용지 한서지업(주)
인쇄 한영문화사

펴낸곳 도서출판 전나무숲 檜林
출판등록 1994년 7월 15일·제10-1008호
주소 03961 서울시 마포구 방울내로 75, 2층
전화 02-322-7128
팩스 02-325-0944
홈페이지 www.firforest.co.kr
이메일 forest@firforest.co.kr

ISBN 979-11-88544-59-2(14510)
     979-11-88544-58-5(세트)

전나무숲 건강편지를
매일 아침, e-mail로 만나세요!

전나무숲 건강편지는 매일 아침 유익한 건강 정보를 담아 회원들의 이메일로
배달됩니다. 매일 아침 30초 투자로 하루의 건강 비타민을 톡톡히 챙기세요.
도서출판 전나무숲의 네이버 블로그에는 전나무숲 건강편지 전편이 차곡차곡
정리되어 있어 언제든 필요한 내용을 찾아볼 수 있습니다.

http://blog.naver.com/firforest

 '전나무숲 건강편지'를 메일로 받는 방법
forest@firforest.co.kr로 이름과 이메일 주소를 보내주세요.
다음 날부터 매일 아침 건강편지가 배달됩니다.

유익한 건강 정보,
이젠 쉽고 재미있게 읽으세요!

도서출판 전나무숲의 티스토리에서는 스토리텔링 방식으로 건강 정보를
제공합니다. 누구나 쉽고 재미있게 읽을 수 있도록 구성해, 읽다 보면 자연스럽게
소중한 건강 정보를 얻을 수 있습니다.

http://firforest.tistory.com